健康ライブラリー　イラスト版

# COPDのことがよくわかる本

## 長引くせき、たん、息切れで悩む人に

東京女子医科大学八千代医療センター
呼吸器内科教授
桂　秀樹 監修



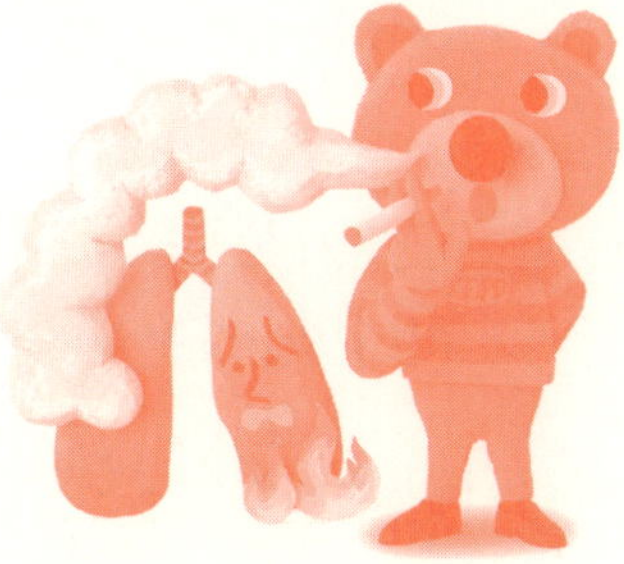

講談社

# まえがき

私は、呼吸器内科の専門医として、肺や気管支に病気を抱える患者さんの診療に当たっていますが、近年「ＣＯＰＤ（慢性閉塞性肺《まんせいへいそくせいはい》疾患《しっかん》）」を発症する患者さんが増加していることを感じます。

あまり耳慣れない病名かもしれませんが、かつて「肺気腫」「慢性気管支炎」と診断されていた病気を、現在はＣＯＰＤと呼びます。よくある病気ですが、健康診断などで見すごされることもあり、放っておくと生活の質（ＱＯＬ）を低下させ、命にもかかわります。

ＣＯＰＤの大きな原因はタバコで、「肺の生活習慣病」ともいわれます。タバコの煙によって肺や気管支に炎症が起こって傷つき、咳や痰が出て息切れを起こします。喫煙者でふだんから咳や痰がよく出る、歩くとすぐ息切れがする、という方は、すでにＣＯＰＤが進んでいる可能性が高いといえます。

ＣＯＰＤが進行すると、着替えや入浴でも息切れが起こり、日常生活が妨げられます。息切れで体を動かさないと食欲がなくなり、やせて筋肉が衰え、体力がなくなって息切れが悪化……という悪循環に陥ります。

病気の進行とＱＯＬの低下をもたらす原因は、ＣＯＰＤの診断と治療の遅れです。残念ながら、一度傷ついた肺や気管支を元に戻すことはできませんが、病気を正しく理解し、薬物療法や呼吸リハビリテーション（呼吸リハビリ）で、ＣＯＰＤとつき合うことにより、症状を改善することができます。

治療は生活全体に及ぶため、自分でできることを考えて実践する、自己管理（セルフマネジメント）が重要です。この本が、ＣＯＰＤの患者さんや家族の理解の一助となり、豊かな人生のヒントになれば幸いです。

東京女子医科大学八千代医療センター呼吸器内科教授
桂　秀樹

# COPDのことがよくわかる本

## 長引くせき、たん、息切れで悩む人に

もくじ



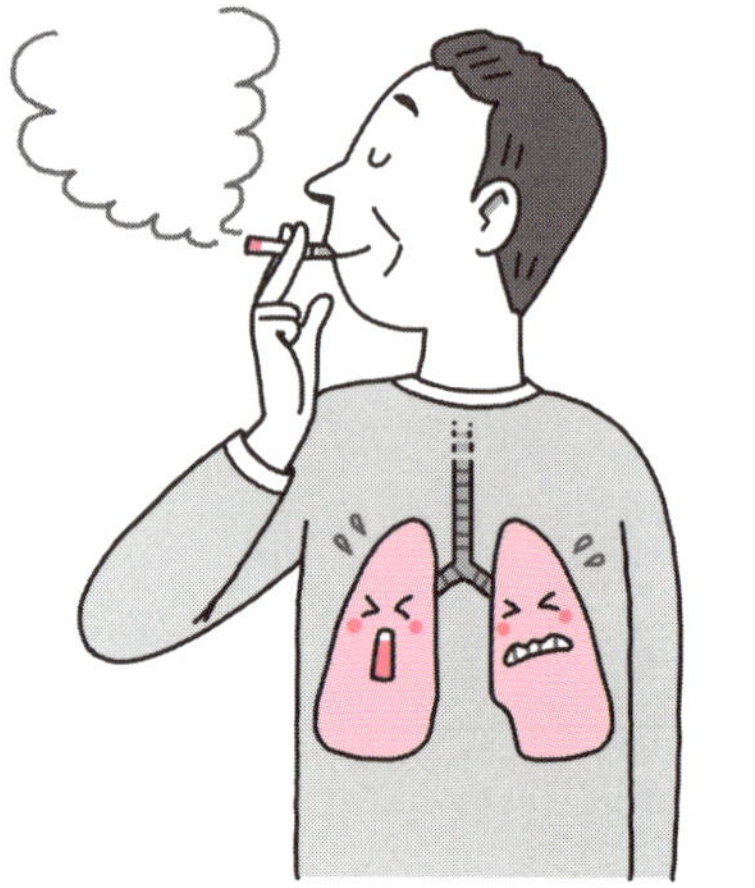

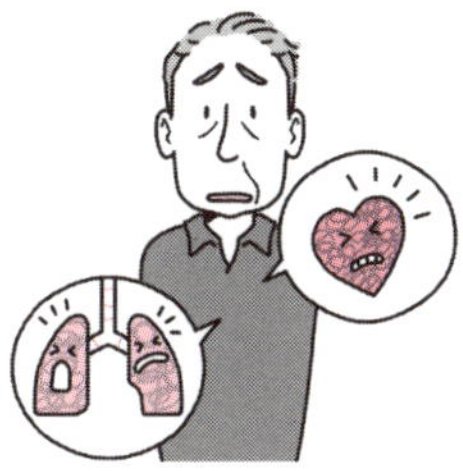



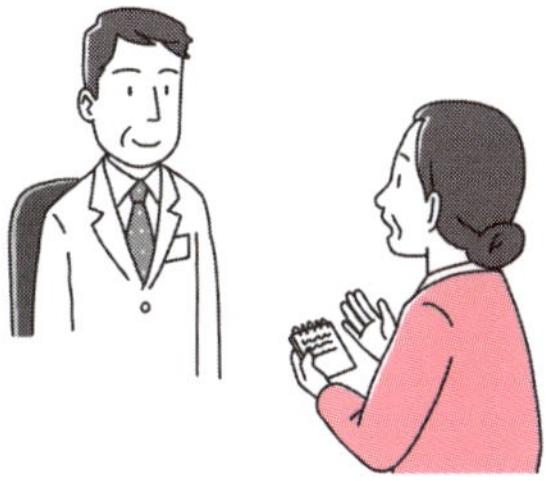

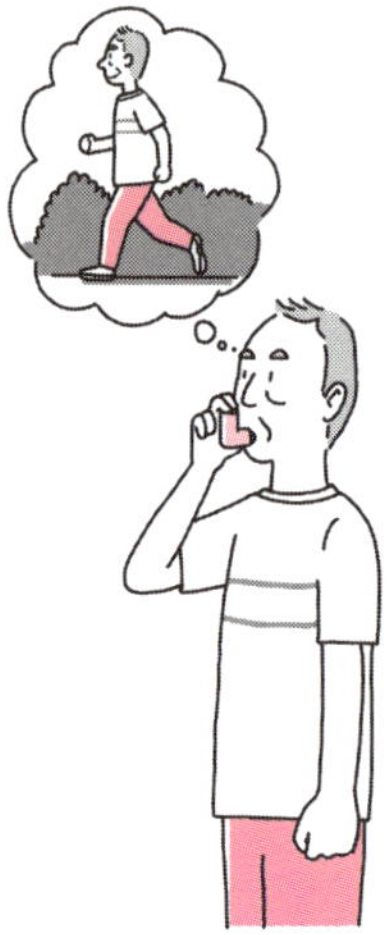

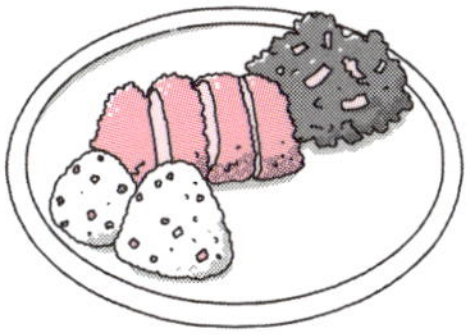



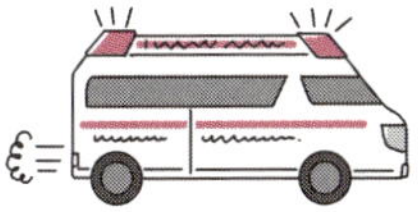

タバコ病！

# COPDは放っておくと命にかかわる肺の病気です

「COPD（慢性閉塞性肺疾患）」という病気を知っていますか？　あまりよく知られていないうえ、初期症状も軽く、見すごされがちです。今は何ともないから、といって放っておくと手遅れになります。

Aさんの妻はCOPDではないかと、とても心配している

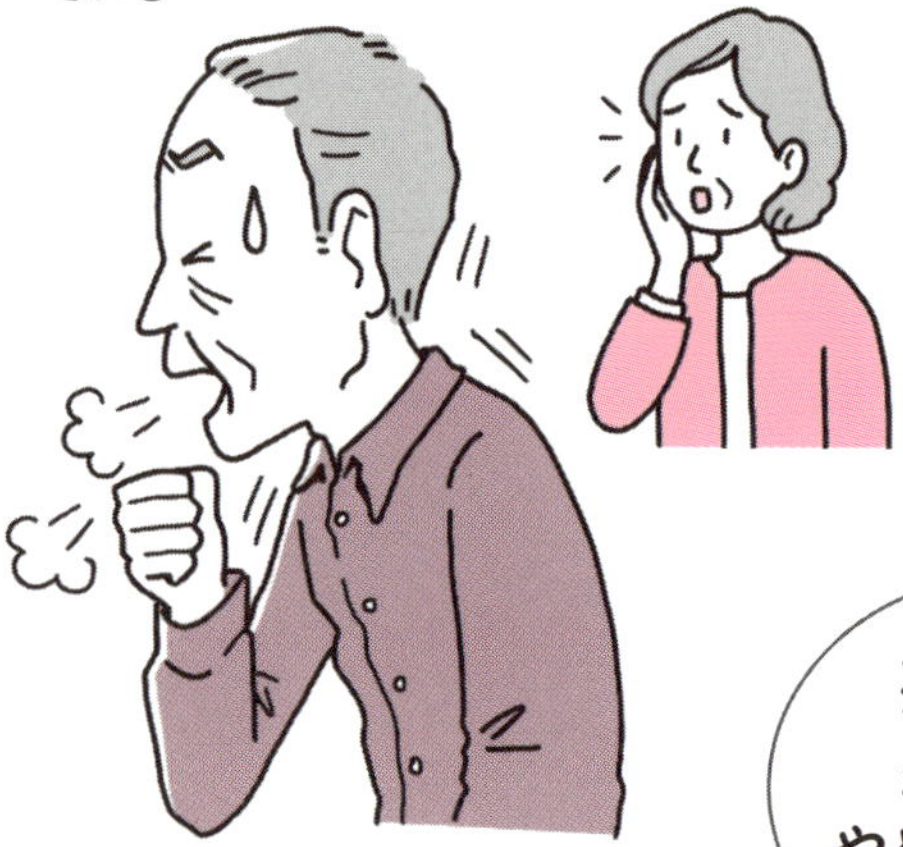

## 咳や痰、息切れが続くAさん

数年前から頻繁に咳が出て、痰が多くなったAさん。最近は階段や坂道で息切れが起こるようになりましたが、歳のせいだし、これくらいで受診するなんて大げさだと思っています。大の愛煙家で、今後もタバコをやめるつもりはありません。

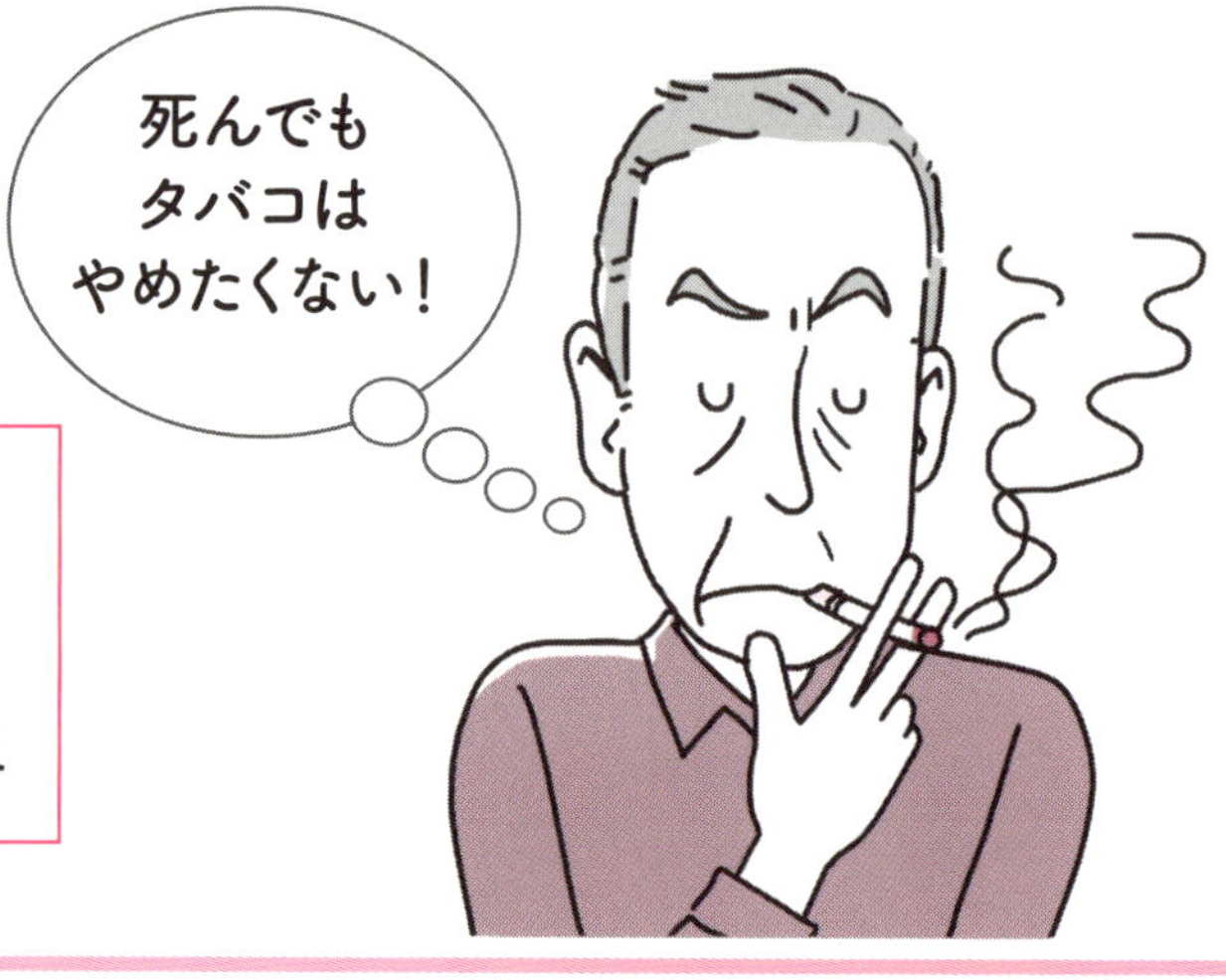


### Aさんプロフィール

- ●年齢、性別……70代男性
- ●喫煙歴…………40年
- ●自覚症状………咳、痰、息切れ

## 健康診断で「COPDの疑いがある」といわれたBさん

勤務先の健康診断で「COPDの疑いあり」と診断されたBさん。しかし、これといって自覚症状もなく、タバコをやめるのは嫌なので、精密検査を受けるのを先延ばしにしました。

「COPD」なんて聞いたことがないうえ、症状が何もないのでピンとこない

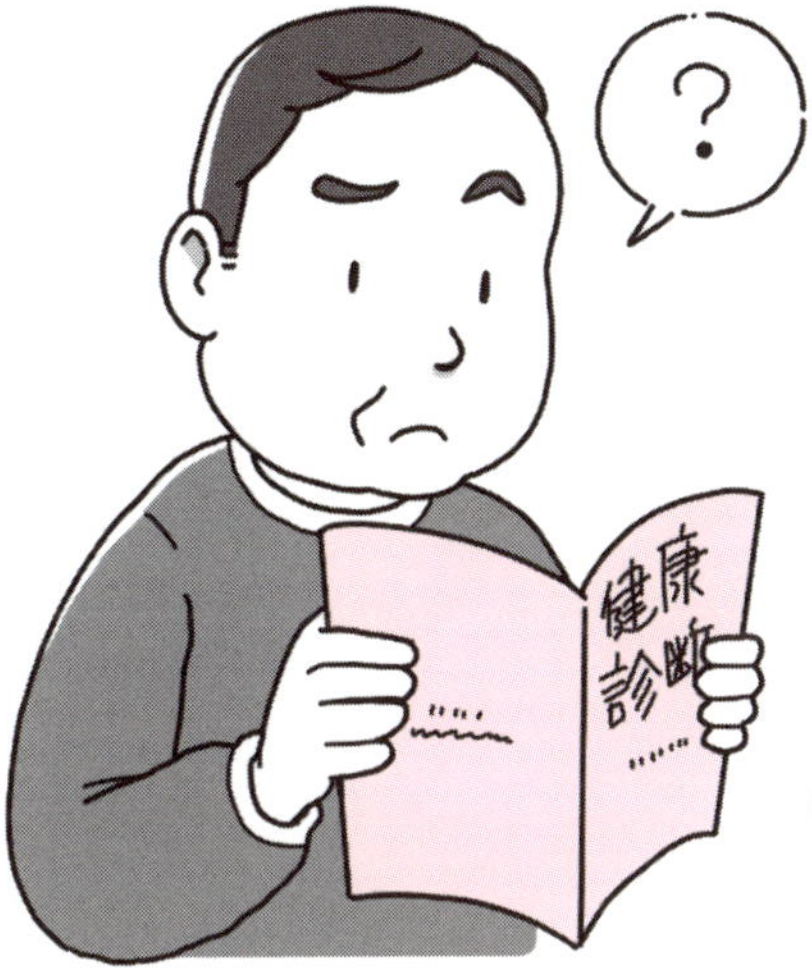


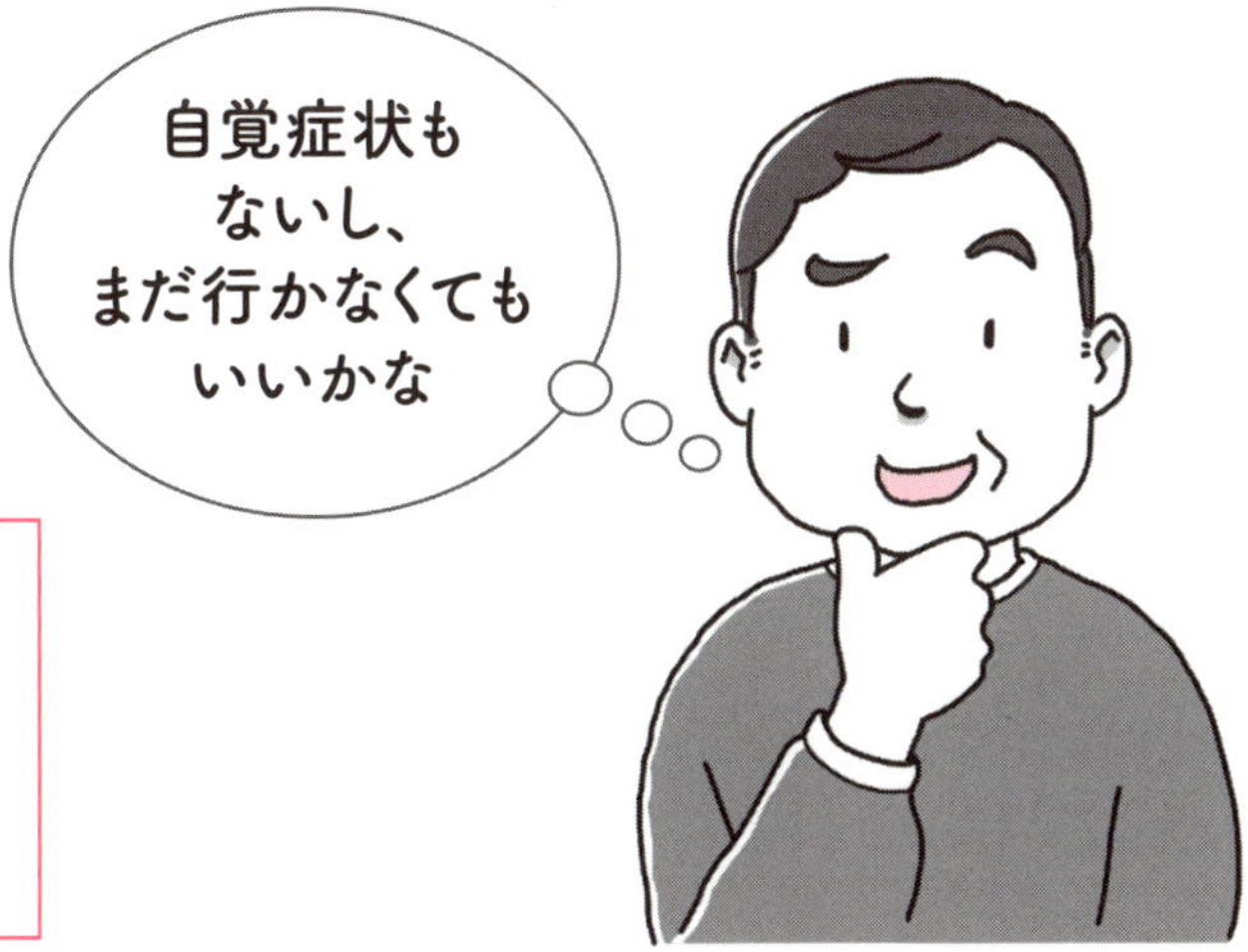
自覚症状もないし、まだ行かなくてもいいかな

**Bさんプロフィール**

- 年齢、性別……50代男性
- 喫煙歴…………25年
- 自覚症状………特になし

次のページへ

### その症状や検査結果、本当に放っておいてよいのでしょうか？

咳や痰ぐらいならだれにでもある、息切れは歳のせいだ、などと思っていませんか？　そうして放置していると、取り返しのつかないことになります。

## Aさんのその後

しばらくすると咳が出たり痰がからんだりする症状に加え、平地を少し歩くだけで息切れがするようになりました。それも年齢のせいだと思い、受診しませんでした。

その後、息切れがひどくなり、ようやく受診。しかし、すでにCOPDは重症化し、現在では在宅酸素療法が必要な状態にまで進行しています。

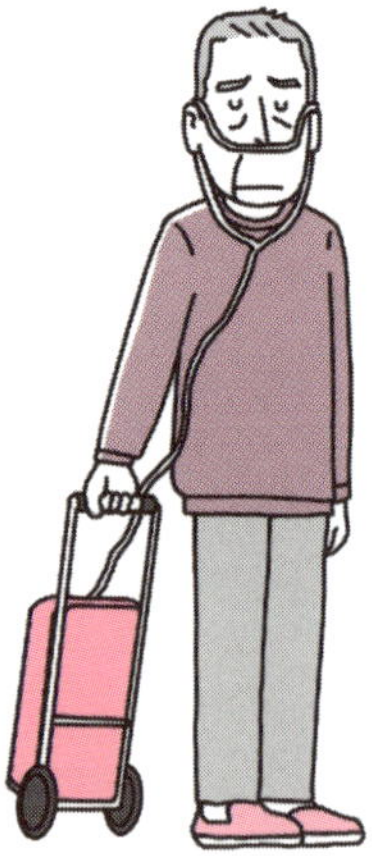

在宅酸素療法をしないと、もはや通常の生活も難しくなってしまった

## Bさんのその後

徐々に咳や痰が出るようになり、息切れもするようになりました。ある日、風邪をひいたのをきっかけに呼吸困難になり、救急車で搬送されました。医師には「COPDの増悪《ぞうあく》」と診断され、そのまま1ヵ月入院。ようやくくわしい検査を受けて、自分が重症のCOPDであることを知り、治療を開始しました。

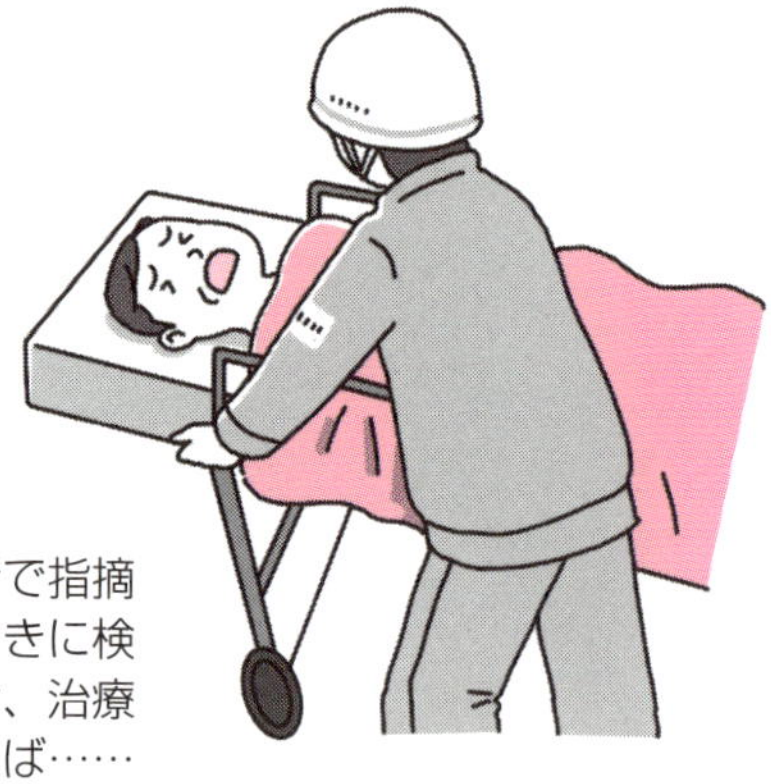

健康診断で指摘されたときに検査を受け、治療していれば……と後悔している

## 今の症状が軽くても放置は危険です

ひとたびCOPDになったら、治療しても肺を元の健康な状態に戻すことはできません。しかし治療を受けることで、悪化をくい止めることができます。AさんやBさんのような人は、決して少数派ではなく、数年後の自分のことかもしれないのです。

# 第*1*章

# 壊れた肺は元に戻らない ――基礎知識

咳や痰、息切れが長く続いて
治りにくい症状は、病気のサインです。
歳のせいだと思って様子を見ていると、
悪化し続けてしまいます。

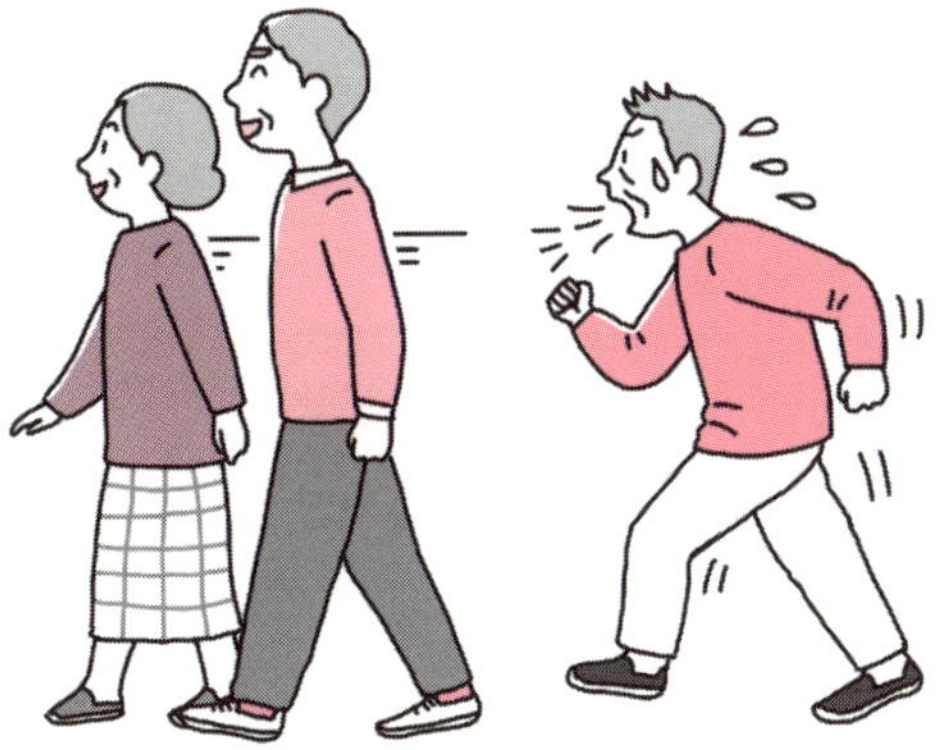

肺の働き

# 酸素を取り込み、二酸化炭素を外に出す

ふだん私たちは、特に意識することなく呼吸しています。呼吸には肺の働きは不可欠。COPDを理解するには、まず肺と呼吸について知ることから始めましょう。

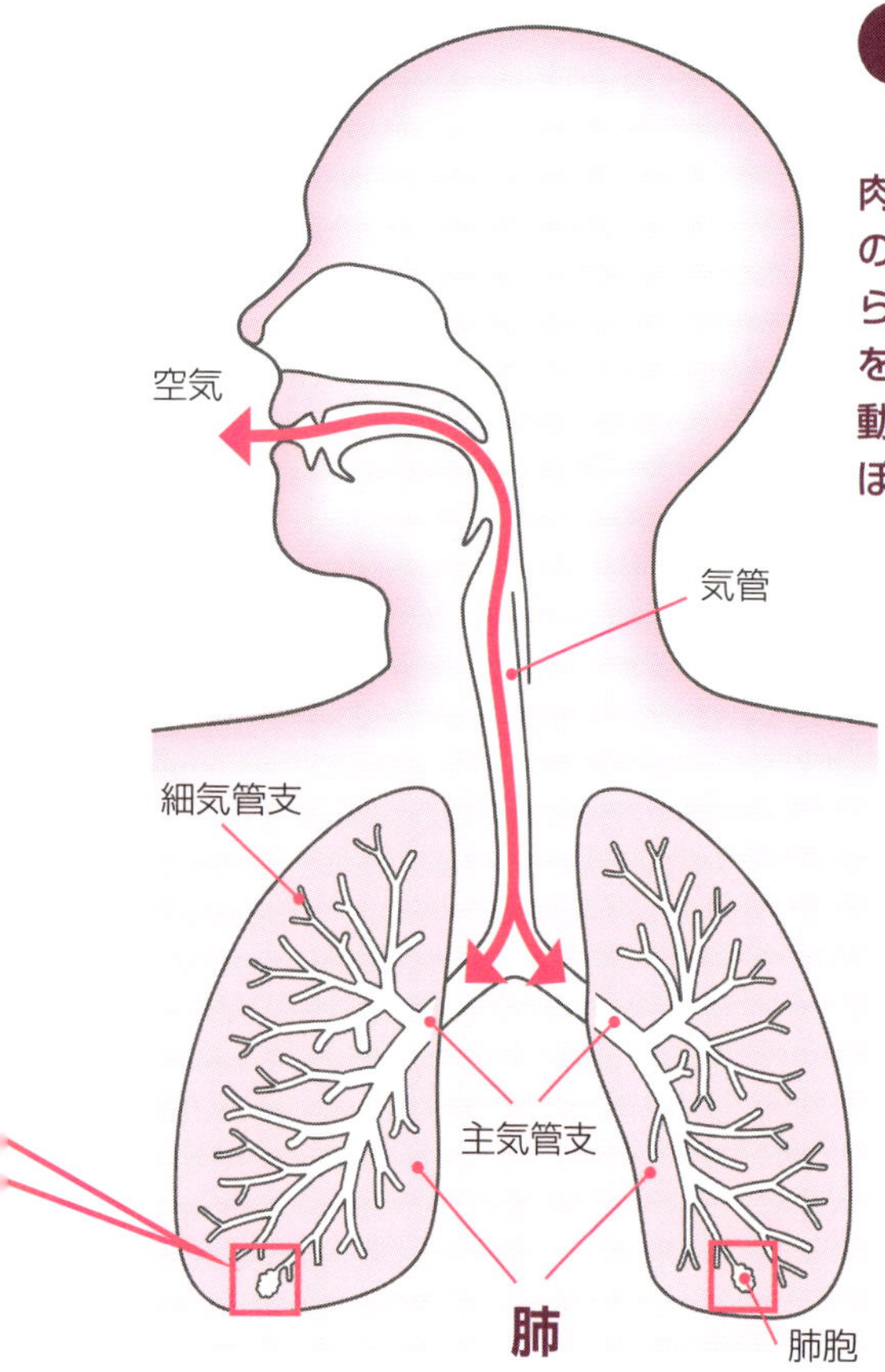


## 肺の位置としくみ

肺は胸腔《きょうくう》という、肋骨《ろっこつ》や筋肉、横隔膜《おうかくまく》などで囲まれた空間の中にあります。肺自体は、自ら動くことができません。胸腔を構成する、肋間筋《ろっかんきん》や横隔膜が動くことで、肺が膨らんだりしぼんだりします。

## ◀気道と肺の構造

空気の通り道を気道といい、鼻、のど（咽頭《いんとう》と喉頭《こうとう》）、気管、気管支が含まれます。

肺は気管支と肺胞からなります。気管は、胸の中で主気管支として左右に分かれます。さらに細かく枝分かれし、最後は1㎜以下の細《さい》気管支になります。細気管支の末端には肺胞があります。

## 全身の細胞は酸素がないと活動できない

人の体が生命を維持するためには、食事からとった栄養をエネルギーに変える必要があります。そのときに不可欠なのが酸素です。

酸素は、肺を経て血液に取り込まれ、全身の細胞に届けられます。酸素が燃焼すると二酸化炭素が発生し、二酸化炭素は再び血液と肺を通じて体外に排出されます。

ふだんは、特に呼吸を意識することはありません。しかし、COPDになると、その当たり前の呼吸が難しくなってしまうのです。

## 心臓を通って全身へ

血液は、肺で酸素を受け取ると、心臓を経て全身に送られます。全身の細胞は、血液から酸素を取り込み、二酸化炭素を排出します。二酸化炭素を多く含んだ血液は、心臓を経て肺へと戻ります。

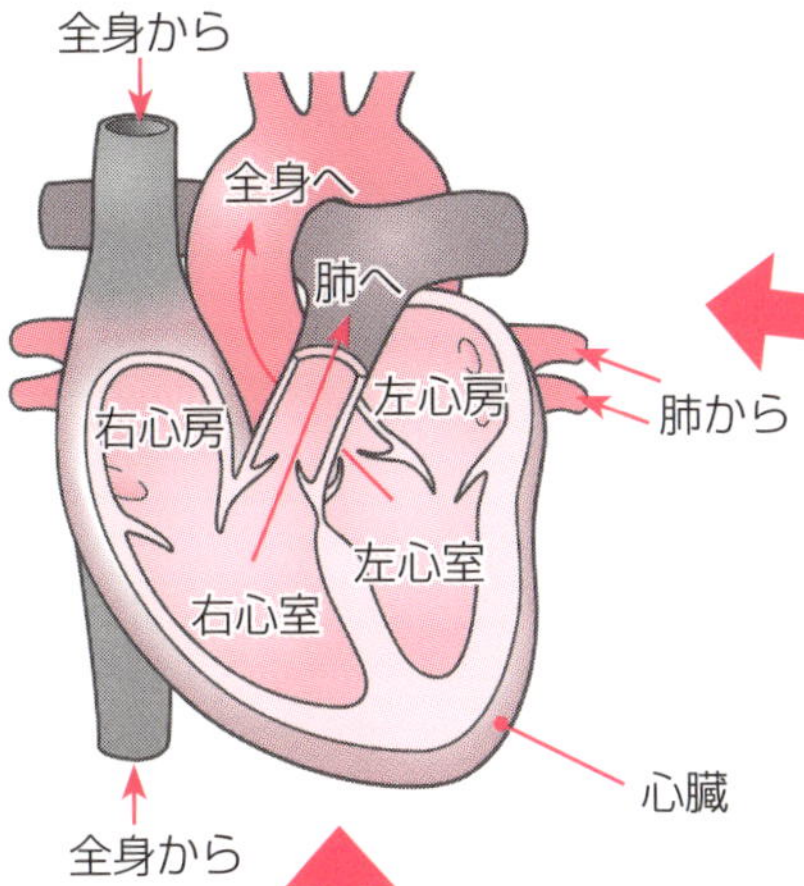


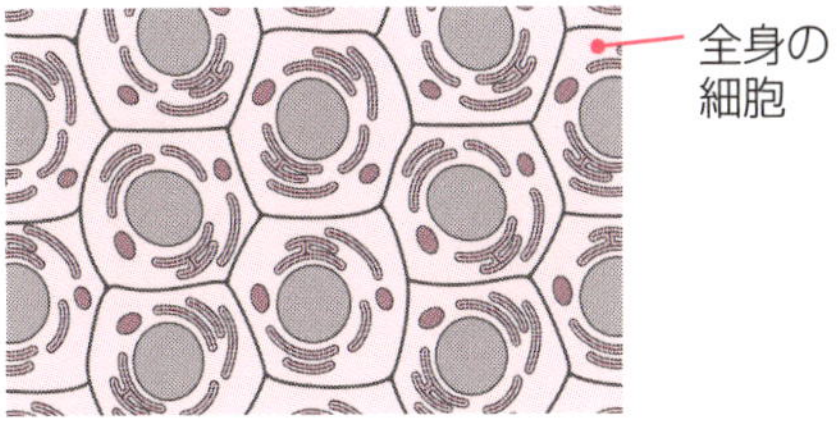


## 肺胞のしくみ

肺胞はブドウの房のように、丸い袋が連なったような構造です。肺胞の周囲には無数の毛細血管が張り巡らされ、酸素と二酸化炭素の交換をしています。肺胞は100㎡ほどの表面積があり、ガス交換（下記）が効率よくなされます。

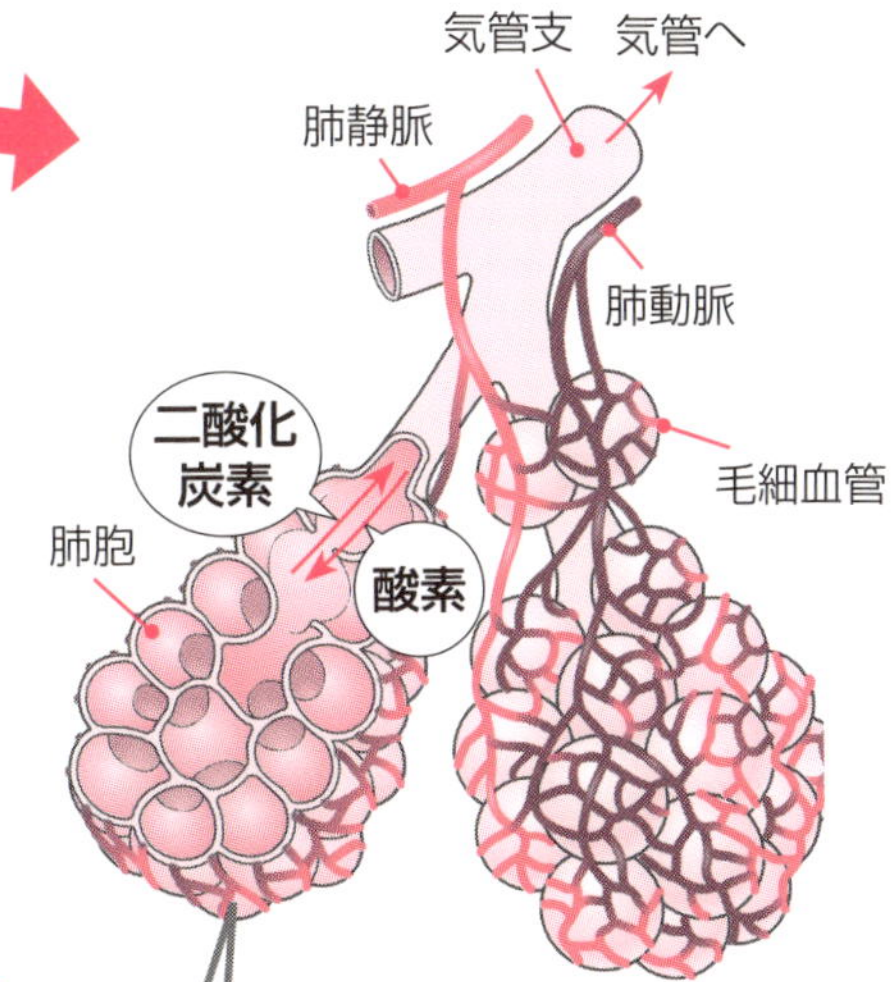


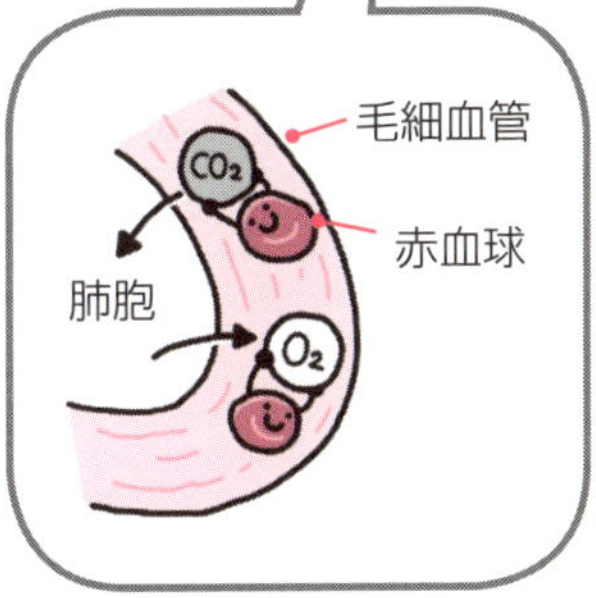


## 呼吸のしくみ

呼吸には「換気」と「ガス交換」があります。換気は肺から空気が出入りすること、ガス交換は酸素と二酸化炭素を交換することです。COPDではこの2つの作用にも障害が生じます。

## ガス交換

体内でつくられた二酸化炭素（$CO_2$）は、肺胞周囲の毛細血管を流れ、肺胞に放出されます。同時に肺胞の中の酸素（$O_2$）が毛細血管に入り、多くが赤血球と結合して運ばれます。

## COPDとは

# 肺や気管支で炎症が続き呼吸しづらくなる

COPDでは、主に肺の二つの部位に炎症が持続することで病状が進みます。進行するにつれ、呼吸が苦しくなり、最悪の場合は死に至ります。

## COPDで起こる2つの変化

**タバコの煙などの有害物質を吸うと、肺胞や気管支が刺激を受けます。刺激が長期間続くと炎症が起こり、肺胞や気管支が傷つきます。**

**肺胞や気管支の変化は両方起こりますが、個人差があります。肺胞の破壊（肺気腫）が優位なものを気腫型、気管支の炎症が優位なものを非気腫型といいます。**

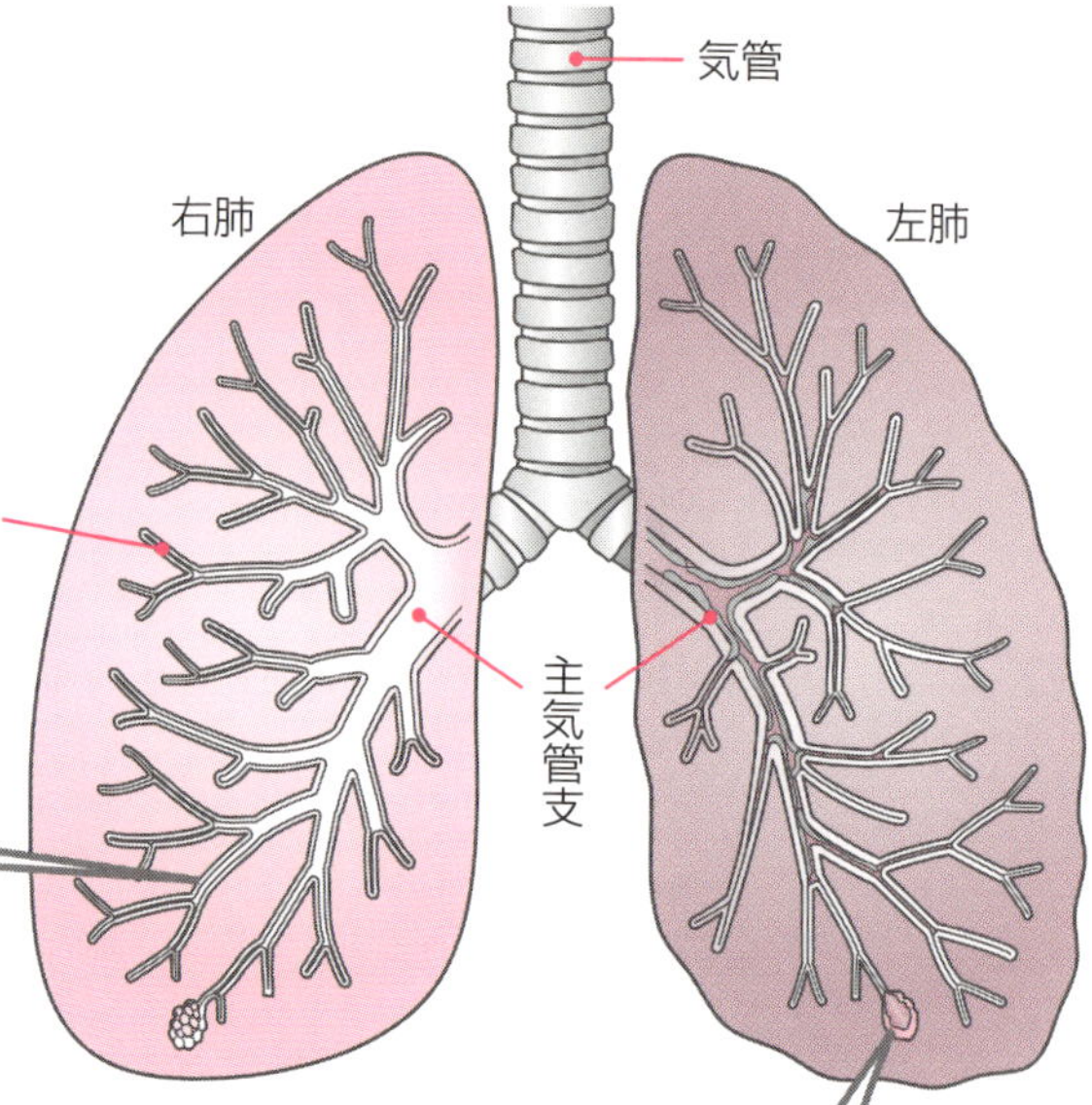


### 気腫型《きしゅがた》

### 肺胞が破壊される

**炎症によって肺胞の壁や血管が壊れ、弾力性が失われます。空気をうまく出せなくなり、ガス交換が十分にできなくなります。気腫型といい、画像検査で異常を発見しやすいタイプです。**

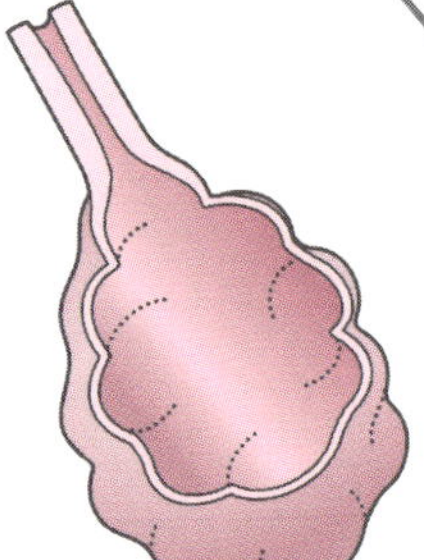

肺胞にあったブドウの房のような袋や毛細血管が壊れる

## COPDには二つのタイプがある

ＣＯＰＤ（慢性閉塞性肺疾患）とは、肺に慢性的な炎症が起こり、その影響で肺が壊れる病気です。タバコの煙や有害物質などが肺を傷つけ、ゆっくり進行して呼吸機能を低下させていきます。

ＣＯＰＤの患者さんは、主に肺胞が壊れる「気腫型」と、主に気管支に炎症を生じる「非気腫型」に分けられます。

### 非気腫型　気管支の壁が厚くなる

炎症が続くと、気管支の壁が厚くなって内腔が狭くなります。慢性的な炎症の影響で痰が増え、さらに空気の流れが悪くなります。非気腫型といい、画像検査では変化がないか少なく、発見が難しいタイプです。

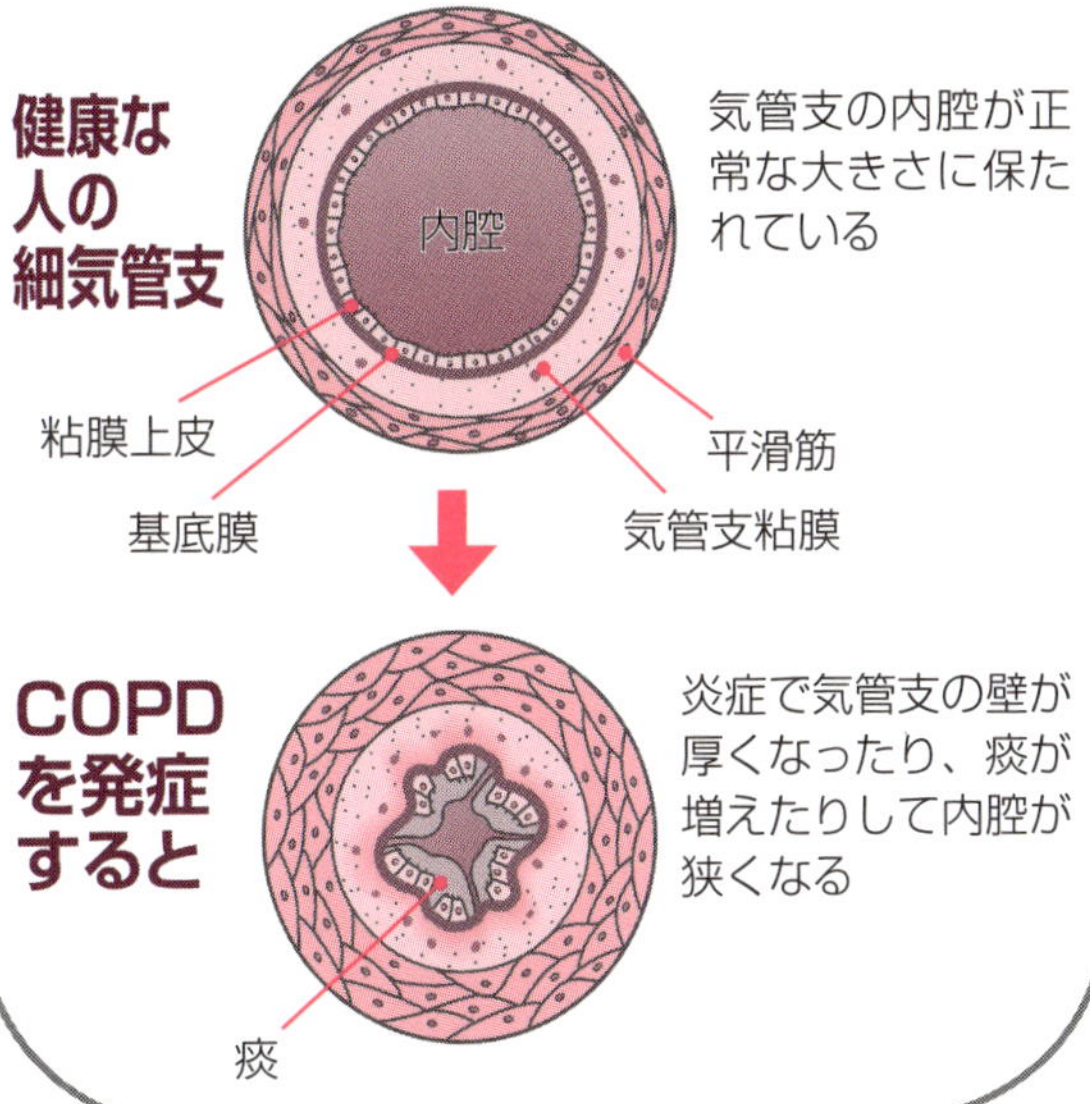
健康な人の細気管支
内腔
気管支の内腔が正常な大きさに保たれている
粘膜上皮
基底膜
平滑筋
気管支粘膜
COPDを発症すると
炎症で気管支の壁が厚くなったり、痰が増えたりして内腔が狭くなる
痰

### これもポイント　COPDは決して珍しい病気ではない

「COPD」という病名は聞き慣れないせいか、珍しい病気で患者数も少ないと思われがちです。

実際は、日本の患者数は40歳以上の8.6%、つまり約530万人以上と推定されています[*1]。70歳以上では、6人に1人がCOPDだといわれています。

一方、治療を受けている人は日本では約26万人[*2]と、受診率は低迷しています。治療せず放置した人が多いためか、2017年の男性の死因第8位となっています。世界的にも増加中で、2020年には死因の第3位になると予測されています。

#### 放置している人が多い

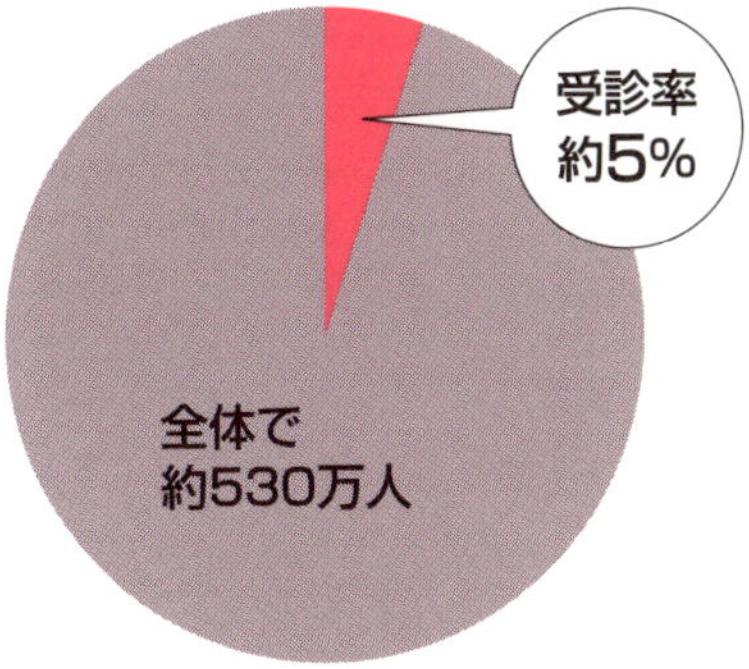
受診率約5%
全体で約530万人

受診率の低さが命を縮める重大な要因になっている。症状があったら、自己判断せずに受診することが必要

*1 Fukuchi Y, et al. COPD in Japan: the Nippon COPD Epidemiology study. Respirology. 2004; 9: 458-465
*2 厚生労働省、患者調査、2014年

# 咳や痰が毎日続き、動くと息切れがする

COPDの代表的な症状は、咳や痰、息切れです。初期には症状が軽いため、軽視しがち。息切れも年齢のせいにされやすく、多くの人があまり気にしていません。

## 咳・痰

咳と痰は息切れよりも先に現れる症状で、毎日、咳と痰が出続けます。喫煙者では、タバコの影響だと思ってあまり気にしない人がほとんどです。

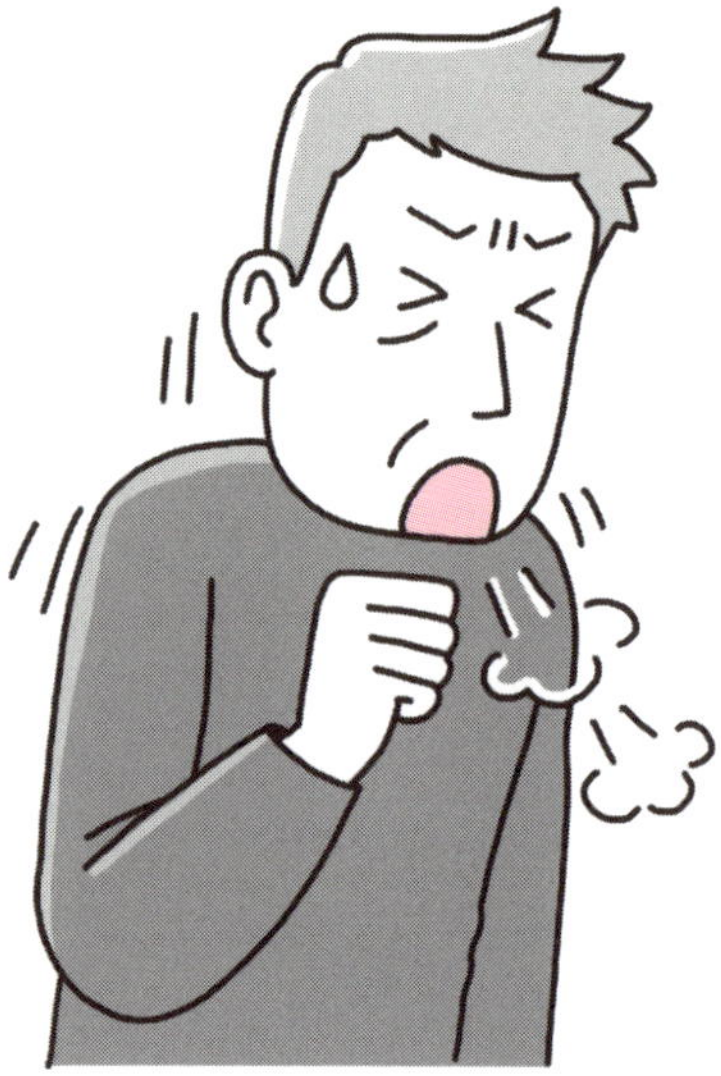

風邪をひいていないのに、咳と痰がずっと続く場合は受診を

- **風邪をひいたあと咳や痰が長引く**
- **風邪をひいていないのに咳や痰が出る**
- **数ヵ月間以上、常に痰がからんでいる**
- **呼吸時にゼイゼイ、ヒューヒューという音がする（喘《ぜん》鳴《めい》）**

## そのほかの症状

- **体重減少**
- **食欲不振**
- **むくみ**
- **併存症による症状**

など

COPDは進行するにつれ、体重減少や食欲不振、むくみなど全身の症状も見られるようになります。併存症（→P28）といって、全身にさまざまな病気を抱える人も増えてきます。

## 息切れ

初めは安静時には起こりませんが、階段や坂道を上ったり重いものを持ったりしたときに、息切れが起こるようになります。COPDの進行とともに悪化し、軽い動作でも起こるようになります。

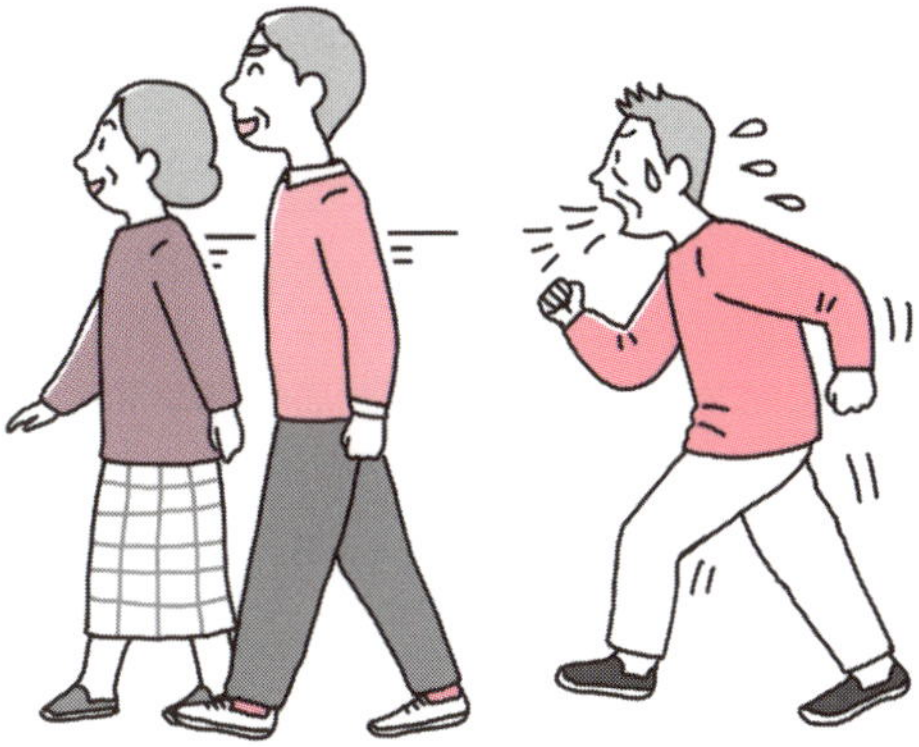

息切れのせいで、周囲と同じ速さで歩けないことが増えてくる

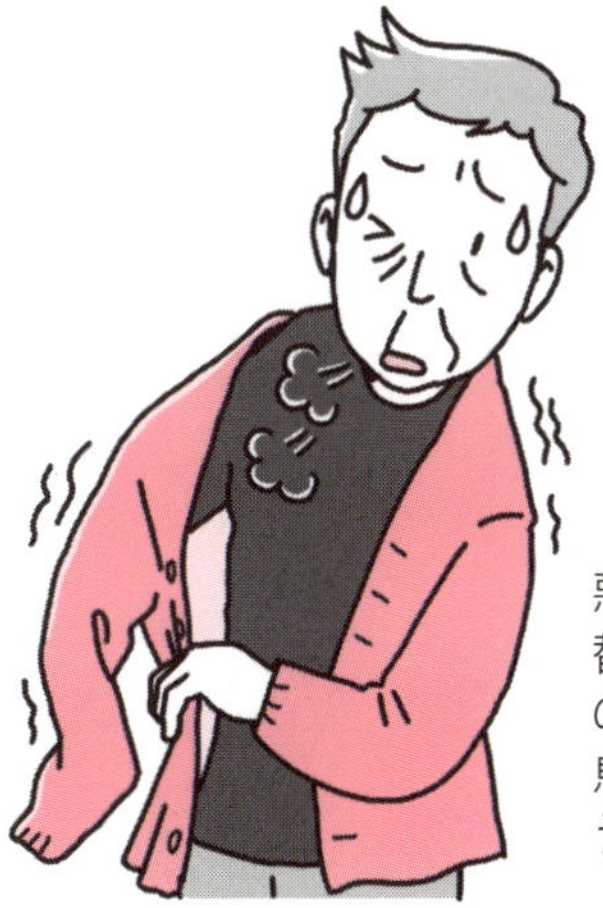

悪化すると、着替えや家事などの軽い動作でも息切れがするようになる

### 喫煙者でも異常がなければ咳や痰は続かない

COPDは、初期には症状がほとんどないこともあり、咳や痰が出てもタバコや年齢のせいにして気にしない人が多いのが実情です。息切れも同様で、年齢や運動不足のせいにして見すごされがちです。

咳や痰、体を動かしたときの息切れが続くなら放置せず、受診することが大切です。

## 息切れの重症度

下記は、息切れの程度をチェックする「mMRC質問票」です。息切れの重症度を簡易に評価できます。1以上に当てはまる場合は、受診が必要です。

軽症 → 重症

| グレード | |
|---|---|
| 0 | 激しい運動をした時だけ息切れがある |
| 1 | 平坦な道を早足で歩く、あるいは緩やかな上り坂を歩く時に息切れがある |
| 2 | 息切れがあるので、同年代の人よりも平坦な道を歩くのが遅い、あるいは平坦な道を自分のペースで歩いている時、息切れのために立ち止まることがある |
| 3 | 平坦な道を約100m、あるいは数分歩くと息切れのために立ち止まる |
| 4 | 息切れがひどく家から出られない、あるいは衣服の着替えをする時にも息切れがある |

（日本呼吸器学会『COPD（慢性閉塞性肺疾患）診断と治療のためのガイドライン［第5版］2018』メディカルレビュー社）

原因①

# 患者さんの約九割が喫煙者の「タバコ病」

COPDの原因はほぼ喫煙です。タバコを吸わない人にもまれに発症することがありますが、圧倒的に多いのはタバコを吸う人です。

## タバコの有害物質が肺を壊す

COPDは、肺で慢性的に炎症が持続して肺がダメージを受け、しだいに肺機能が低下する病気です。

ほとんどの場合、原因となるのが喫煙です。タバコには非常に多くの有害物質が含まれるため、吸い続けると肺胞と気管支が炎症を起こし、ダメージを受けます。喫煙歴が長いほど肺の機能が低下しやすく、死に至る危険も高くなります。

しかし禁煙することで、肺機能の低下速度は非喫煙者と同じくらいになります。今から禁煙しても遅くはありません。

## 喫煙していると肺の機能は低下する

**下記は、肺機能の変化を示したグラフです。タバコの影響を受けやすい喫煙者はタバコで肺がダメージを受けて、肺の機能が低下していきます。悪化すれば、生活が不自由になり、死に至るおそれもあります。**

### 非喫煙者と喫煙者の肺機能の変化

1秒量は、肺機能の目安になるもの（→P39）。25歳時の1秒量を100として、加齢に伴う変化を示した　(Fletcher, C. et al. Br Med J 1(6077)：1645, 1977)

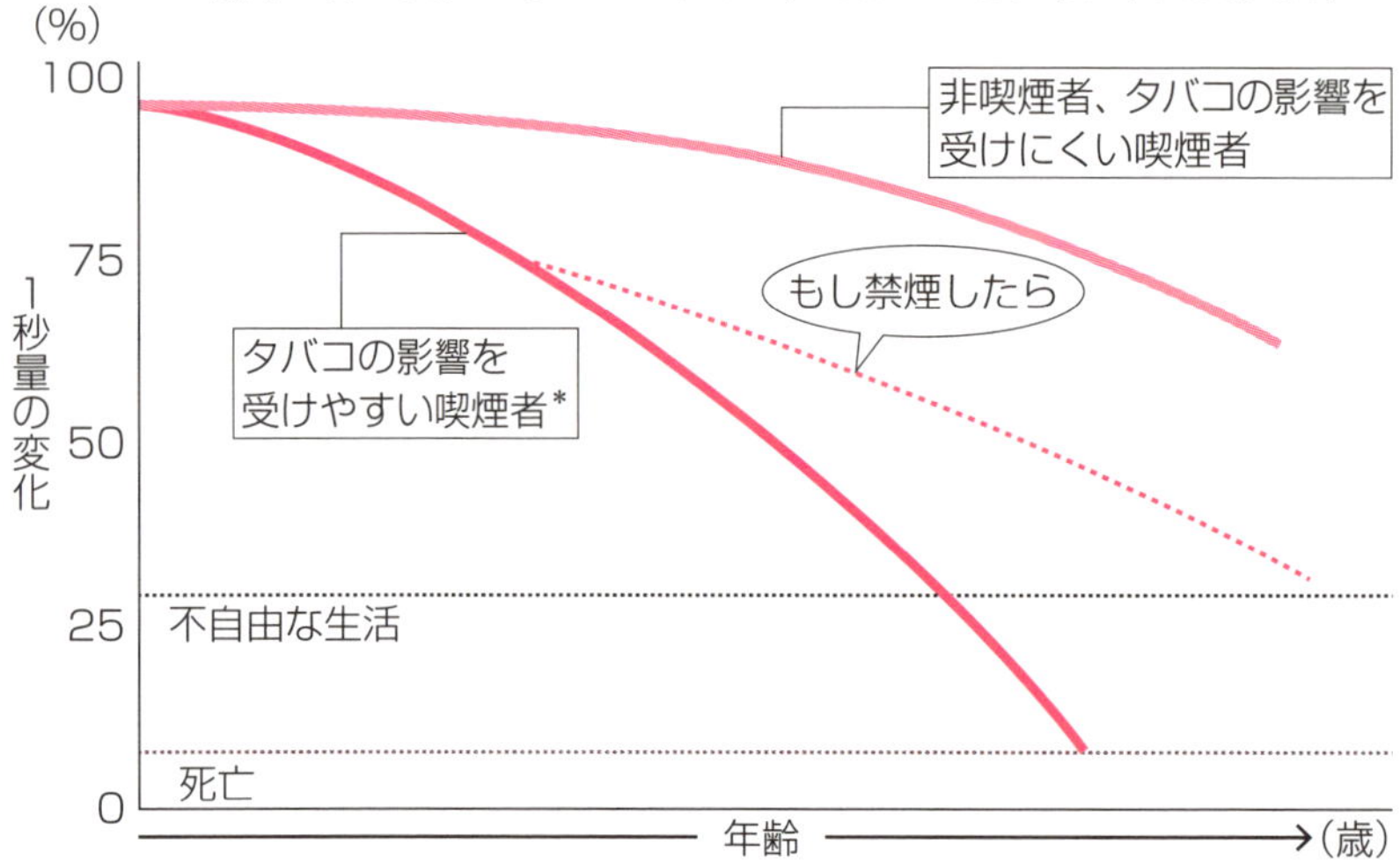


＊喫煙感受性といい、喫煙感受性があるとタバコの煙を吸ったときに1秒量が急激に低下する。何らかの遺伝的な体質が関係していると考えられる

## 吸い込んだ有害物質の影響

タバコをやめず、有害物質を吸い込み続けていると、肺胞や気管支が傷つきます。さらに、本来有害物質から体を守る細胞からも炎症を広げる物質が出て、炎症が慢性化します。

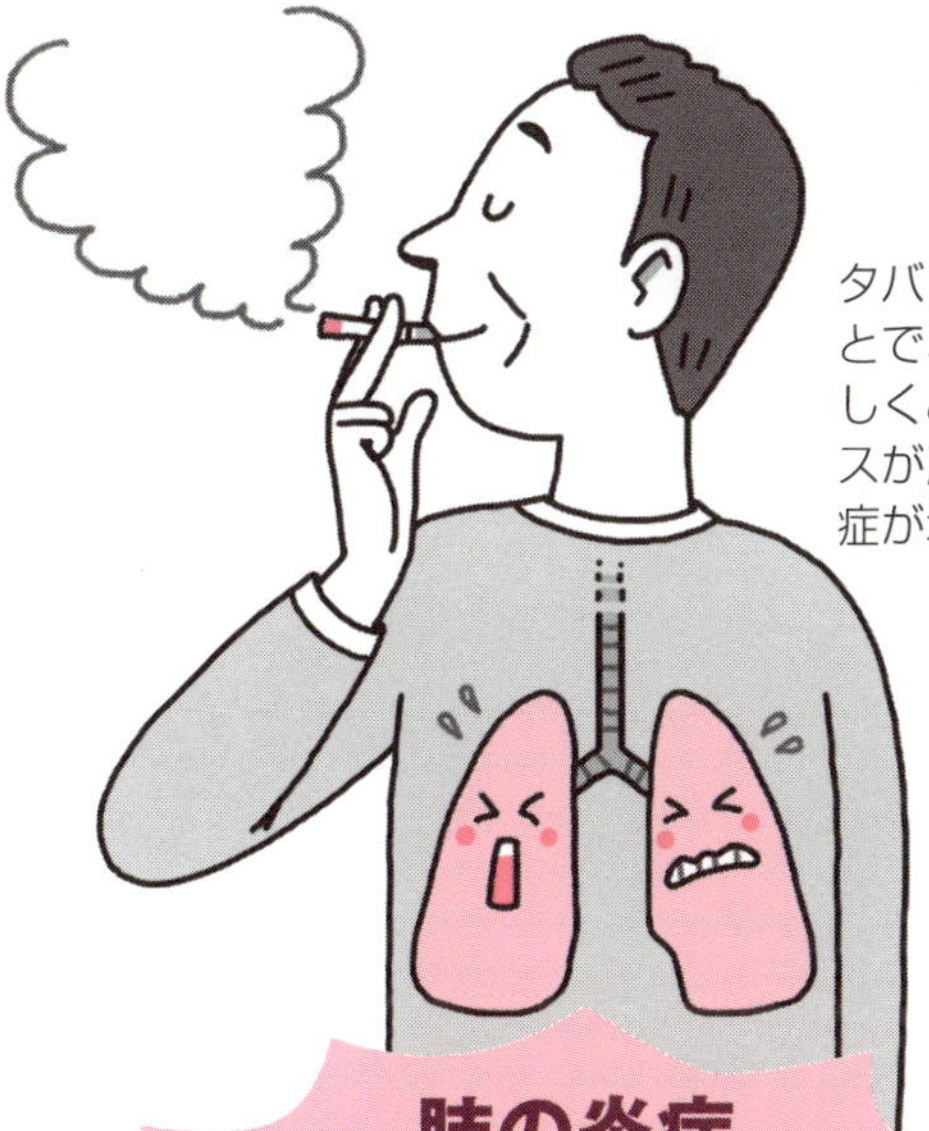

タバコを吸うことで、肺を守るしくみのバランスが崩れて、炎症が増強される

**肺の炎症**

タバコを中心とした有害物質で、気管支や肺胞が傷つき、炎症が起こる

**酸化ストレスの増加**

免疫細胞は活性酸素を出して（酸化ストレス）、炎症を慢性化させる。抗酸化作用が低下していると、肺胞の破壊や気管支の炎症が進む

**たんぱく質分解酵素の増加**

免疫細胞からは、プロテアーゼなどの酵素も放出される。たんぱく質を分解する働きがあり、肺胞を破壊する

**COPD**

### これもポイント　女性のほうが喫煙の影響を受けやすい

COPDは男性に多い病気ですが、同じ喫煙量でもCOPDになりやすいのは実は女性で、重症化しやすいこともわかっています。

近年、喫煙者は減少しつつありますが、若い女性の喫煙者はほぼ横ばいで、将来的には女性のCOPD患者が増えることが予測されています。

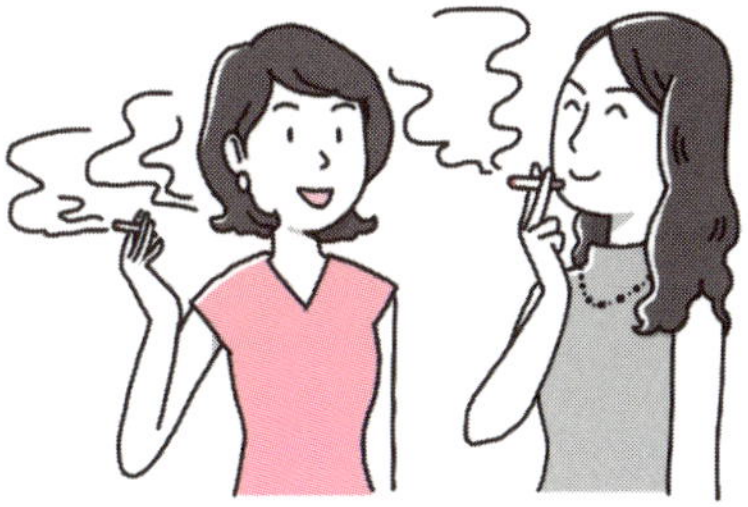

女性の平均喫煙率は8.7%*。パッケージや香りに配慮した女性向けのタバコも増えた

*JT「全国たばこ喫煙者率調査」、2018年より

原因②

# 受動喫煙などの環境汚染も一因

COPDは喫煙者に非常に多い病気ですが、タバコを吸わない人も発症する場合があります。受動喫煙や大気汚染、職場・住環境などがその一因です。

## 環境のなかにあるCOPDの要因

**自分ではタバコを吸わなくても、肺を壊し、COPDを招く危険な要因があります。影響が大きいのは、受動喫煙や大気汚染といった周囲の環境汚染によるものです。**

### 受動喫煙

**タバコの煙には、直接吸い込む「主流煙」と火のついた部分から立ちのぼる「副流煙」があります。非喫煙者も身近に喫煙者がいると、副流煙を吸い込む「受動喫煙」のおそれがあるのです。**

**▼副流煙に含まれる有害物質**

副流煙のなかには、主流煙よりも多くの有害物質が含まれている。特にニコチン、一酸化炭素、アンモニア、発がん性物質は、主流煙の数倍におよぶ

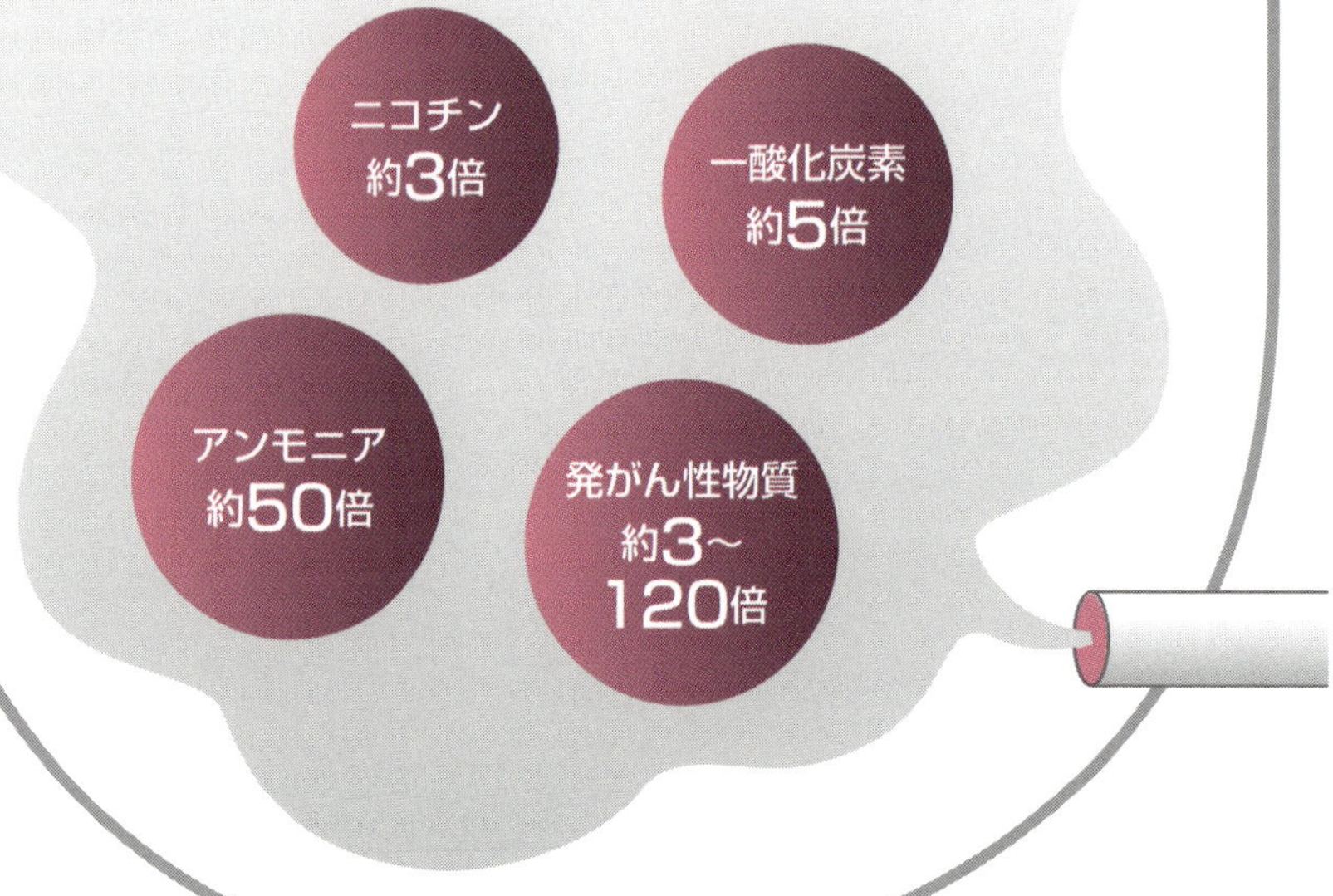
ニコチン
約3倍
一酸化炭素
約5倍
アンモニア
約50倍
発がん性物質
約3～120倍

## 職場などの環境

粉塵《ふんじん》や刺激物質、有害物質が舞い上がる場所、鉱山や工場、有機溶剤を多用するクリーニング店などで、マスクによる防護がない状態で長時間・長期間の労働をしていると、COPDを発症するリスクが高くなると推定されています。

## 空気中の汚染物質

外気や室内の空気中を漂う、ディーゼル排気粒子などの車の排気ガス、PM2.5や黄砂などの粒子状の物質、窒素酸化物や一酸化炭素などのガス状物質も要因になります。

## タバコを吸っていなくても発症することがある

タバコを吸わない人でもCOPDを発症することがあります。肺は呼吸にかかわる臓器ですから、息をして生きていれば必ず環境の影響を受けます。そのため、空気中の汚染物質や受動喫煙、職場や住環境での粉塵曝露《ばくろ》（金属や鉱石などの細かい粒子にさらされること）といった危険な要因が身近にあると、有害物質を吸い込み、肺がダメージを受けるのです。

そのほかにも、何らかの遺伝的要因によってCOPDになりやすい体質があるのではないかと考えられています。

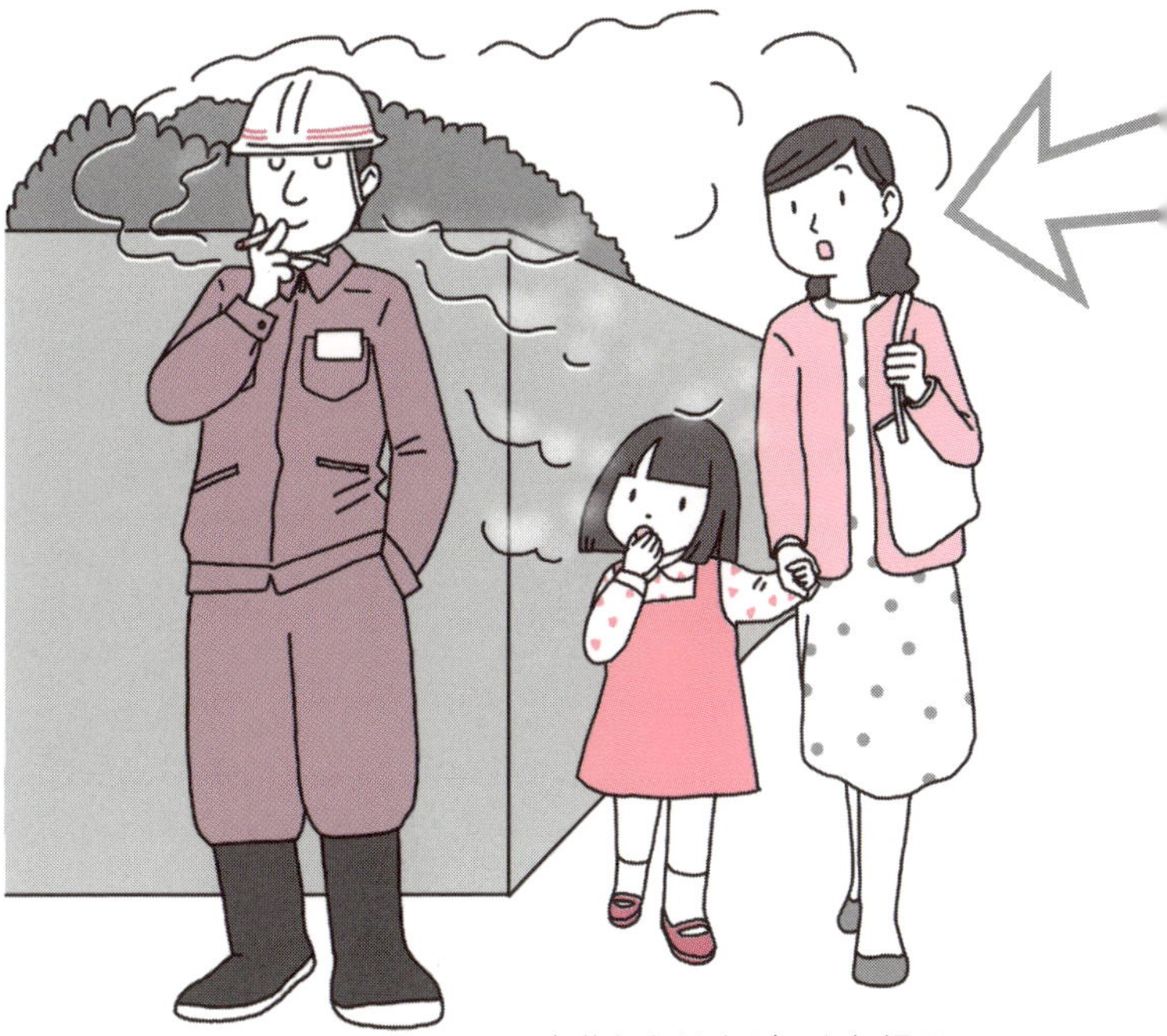

自分たちはタバコと無縁の生活でも、危険な要因が身近に潜んでいることもある

原因③

# 肺の機能がもともと低い人もいる

最近、ＣＯＰＤの原因として「肺の発育不全」が影響していることがわかりました。胎児〜幼少期の肺の状態によってＣＯＰＤ発症のリスクに差があるのです。

## ＣＯＰＤ患者の約半数に肺の発育不全があった

人の肺は妊娠四ヵ月ごろには基本的な構造ができ、妊娠五ヵ月ごろから肺胞がつくられますが、出産時には未熟な状態です。その後、成長に伴い肺も発育し、一八歳ごろに完成します。

近年、胎児〜幼少期、思春期ごろまでの発育の過程で、何らかの影響によって肺が十分に発育しないと、将来ＣＯＰＤになりやすいと考えられています。

中等症（Ⅱ期→Ｐ39）以上と診断された患者さんの約半数に肺の発育不全がみられるという報告もあり、ＣＯＰＤ発症との関連が注目されています。

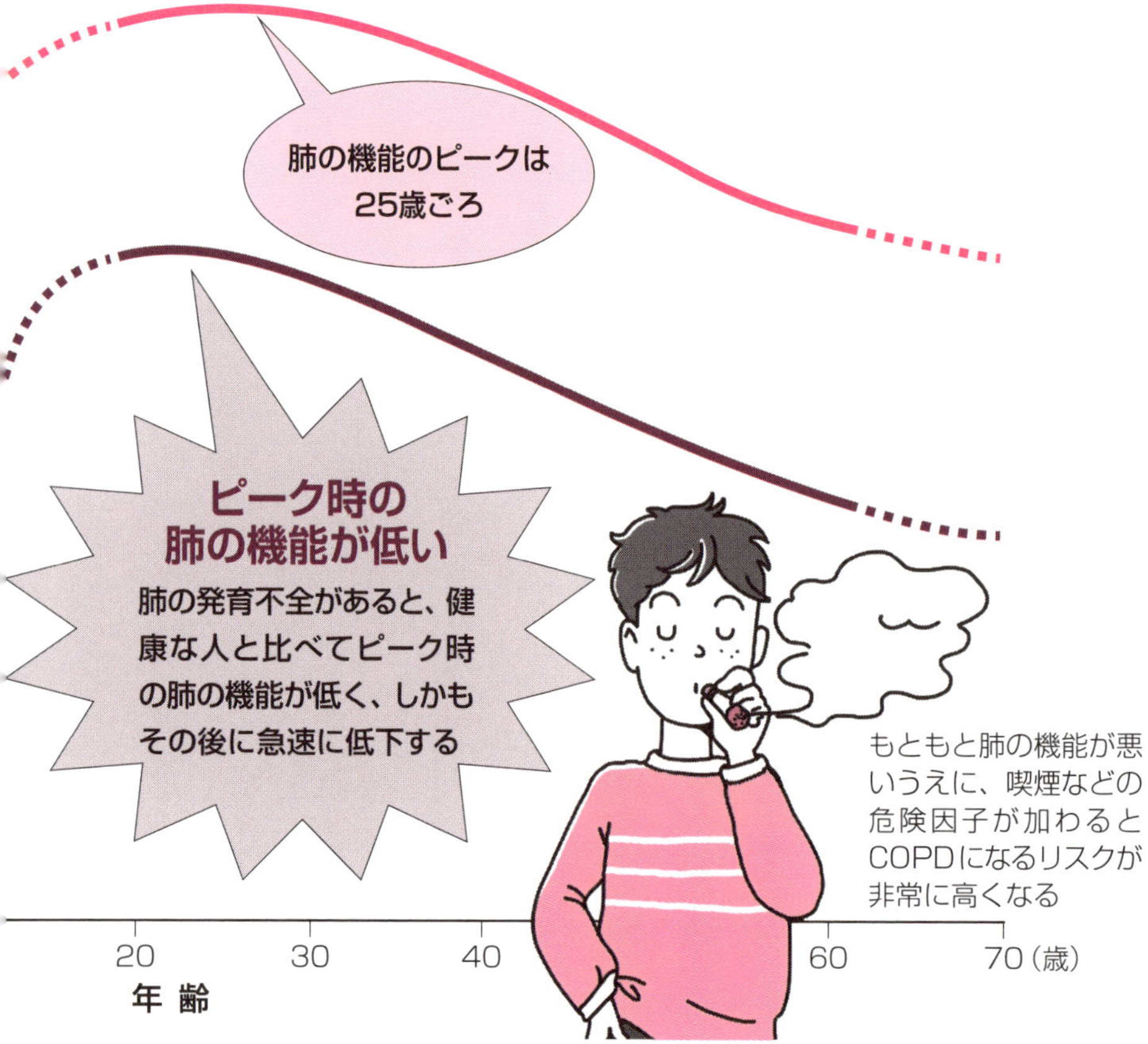
肺の機能のピークは
25歳ごろ
ピーク時の
肺の機能が低い
肺の発育不全があると、健康な人と比べてピーク時の肺の機能が低く、しかもその後に急速に低下する
もともと肺の機能が悪いうえに、喫煙などの危険因子が加わるとCOPDになるリスクが非常に高くなる
20
30
40
60
70（歳）
年齢

## 肺の発育不全の原因

肺の発育不全の原因としては、以下のような要素があげられています。必ずしもCOPDになるわけではありませんが、通常よりリスクが高いことは確かです。

### ●低出生体重児

2500g未満で生まれた場合、低出生体重児となります。妊娠22週～37週未満の早産で生まれた子に多くみられます。

### ●妊娠中の母親の喫煙

妊娠中の女性が喫煙すると、胎児の肺に発育不全が起こりやすくなります。非喫煙者の母親と比べ、低出生体重児が生まれる頻度も約2倍になります。

### ●小児期の肺疾患・呼吸器感染症

乳幼児期に肺炎や風邪にくり返しかかったり、ぜんそくなどの呼吸器疾患になったりした子は肺の発育が悪くなります。

### ●小児期の受動喫煙

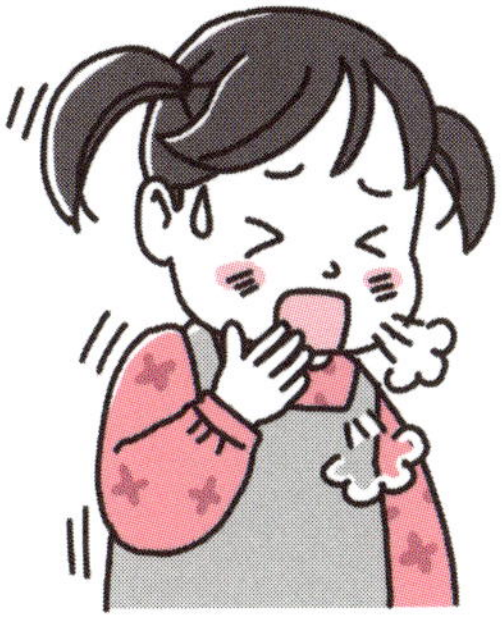

病気は治っても成長期に受けた肺のダメージはその後に影響する

## 肺の成長の様子

胎児のときに何らかの原因で肺の発育が不十分であったり、18歳ごろに肺が完成するまでの成長期に肺の発育が妨げられたりすることがあります。すると、健康な人に比べてもともとの肺の機能が低く、COPDになりやすいのではないかと考えられています。

年齢と肺の機能の変化

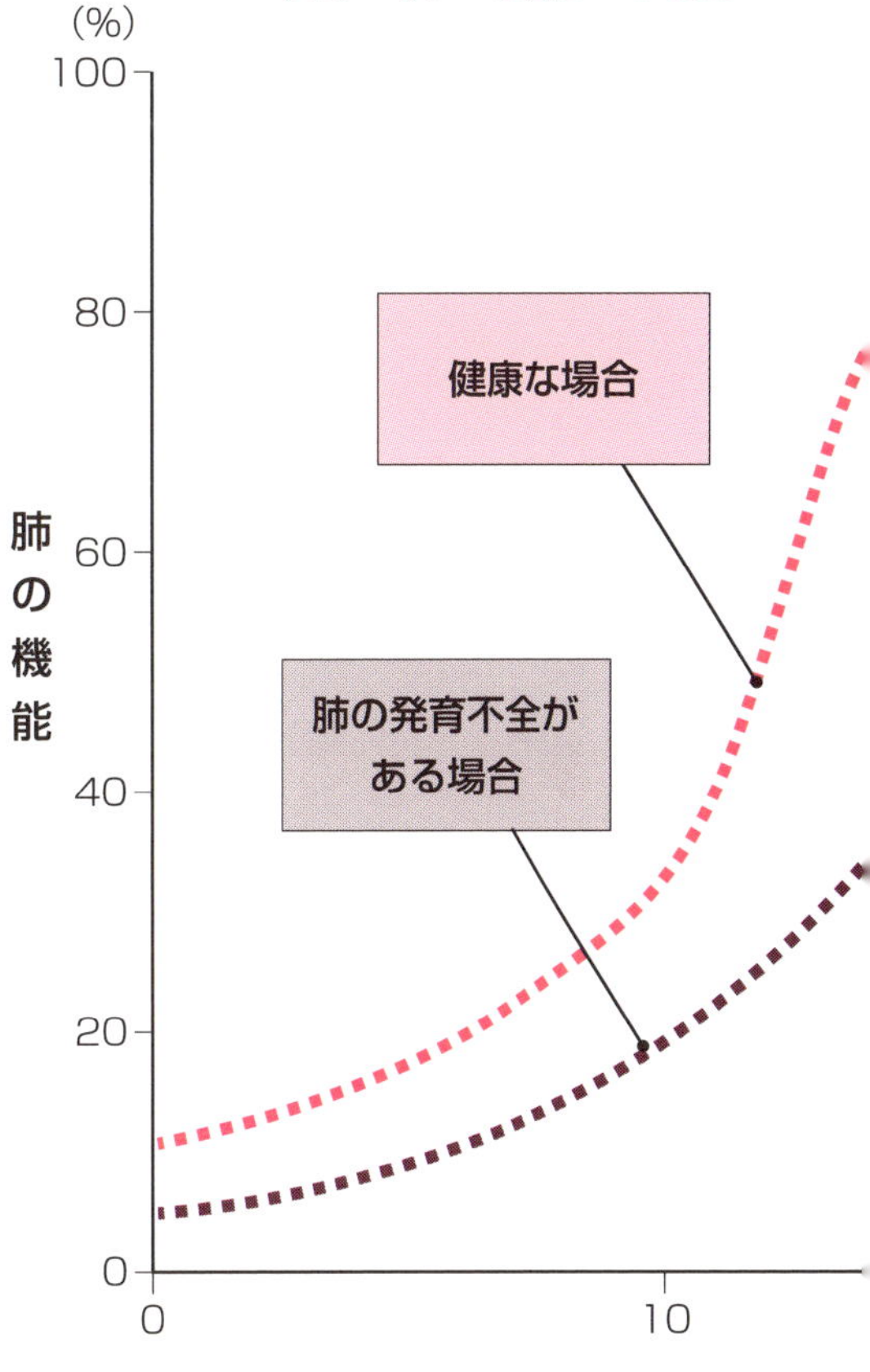


(Lange P, et al. N Engl J Med 2015; 373: 111-122を元に一部改変)

**進行のしかた**

# 症状はゆっくり現れるため気づきにくい

COPDを発症してもすぐに気づくことはありません。病気の進行は非常にゆっくりで、初期には自覚症状もほとんどないからです。しかし、症状がなくても確実に病気は進行します。

## COPDの進行

**COPDは20年、30年と長い年月をかけてゆっくり進行します。進行はゆっくりでも肺は確実にダメージを受け、呼吸機能は低下し続けます。咳や痰、息切れなどの症状が悪化したときには、かなり進行しています。**

### 20代

**COPDの最大の危険因子であるタバコを吸い始めます。有害物質や粉塵などにさらされる職業に就く、排気ガスや大気汚染のある環境に引っ越すなど、環境の変化でCOPD発症の危険因子との接触が増えることも。**

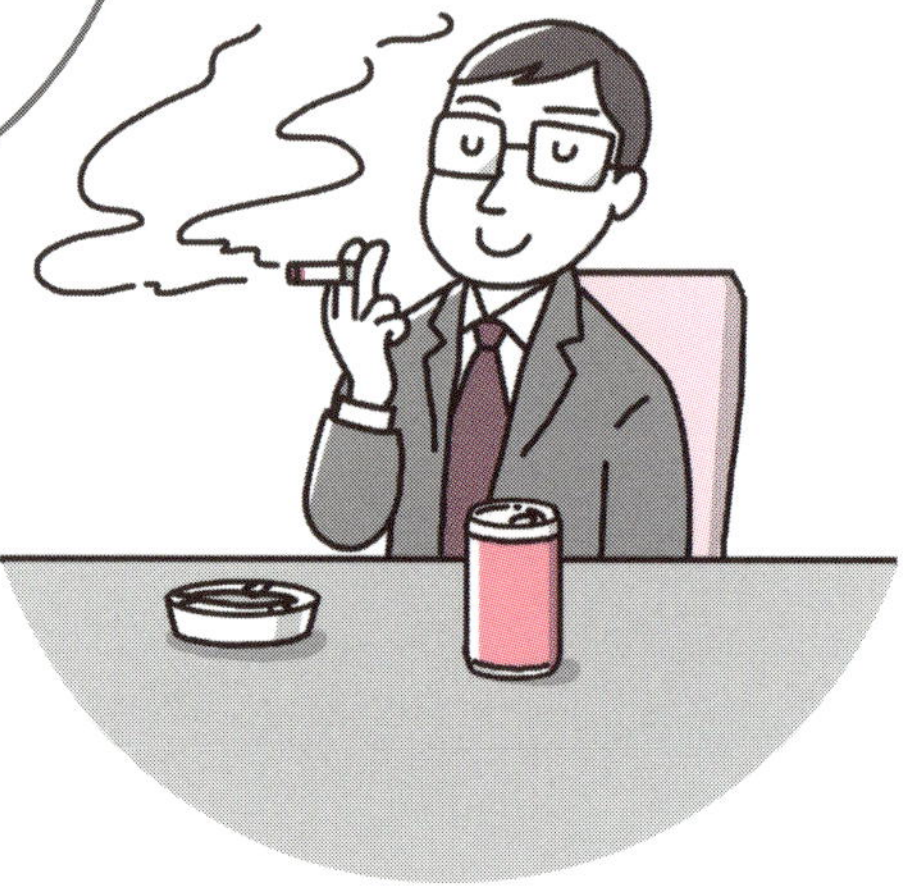

タバコを吸っていても特に異変はなく、自分は健康だと思っている人がほとんど

### 症状はわからなくても肺は急速に壊れている

COPDは、症状が軽いうちでも呼吸機能検査を受ければ気管支や肺胞の異変に気づくことができます。しかし、軽症で受診する人はほとんどいません。

ほとんどは放置され、喫煙開始から二〇年目ごろから咳や痰が悪化し、息切れが現れたときにはすでに中等度まで進んでいます。喫煙開始から四〇年ほど経過し、息切れが悪化してようやく受診する人が多いのですが、すでに重症化しています。

手遅れにならないようにするには症状が軽いうちに、一刻も早く受診することにつきます。

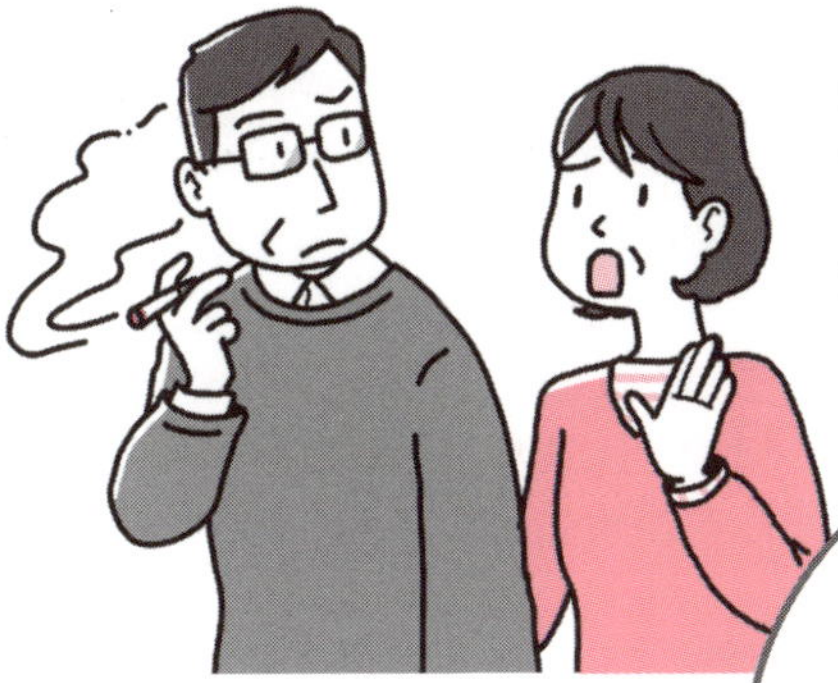

咳や痰が出る程度なので、禁煙をすすめられても本気で取り組もうとしない

## 40代

咳や痰が出るようになりCOPDを発症し始めますが、ほとんどの人は肺の異変には気づきません。この段階で禁煙すれば、病気の進行を抑えることができますが、受診する人は少ないのが現状です。

歳のせいにしては息切れがひどく、自分でもおかしいと気づく

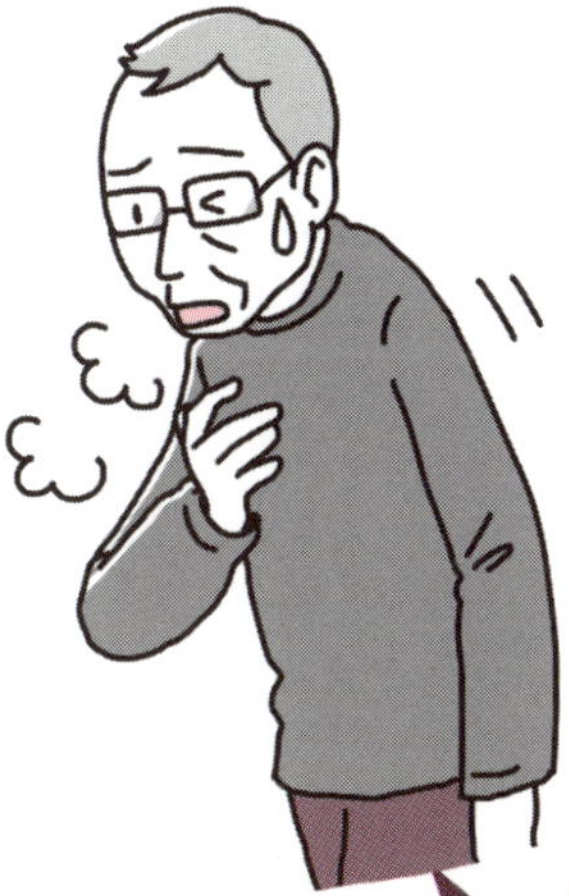

## 60代

ちょっとした動作でも息切れがひどくなります。ようやく体の異変に気づいて受診する人が増えてきます。

## やがて寝たきりになることも

放置する期間が長いほど、危険度は高くなります。初めて検査を受けて重度のCOPDと診断されることも珍しくありません。呼吸困難によって寝たきりになることもあるのです。

### 「今は大丈夫だから……」は通用しない

日本のタバコ消費量とCOPD死亡者数の推移

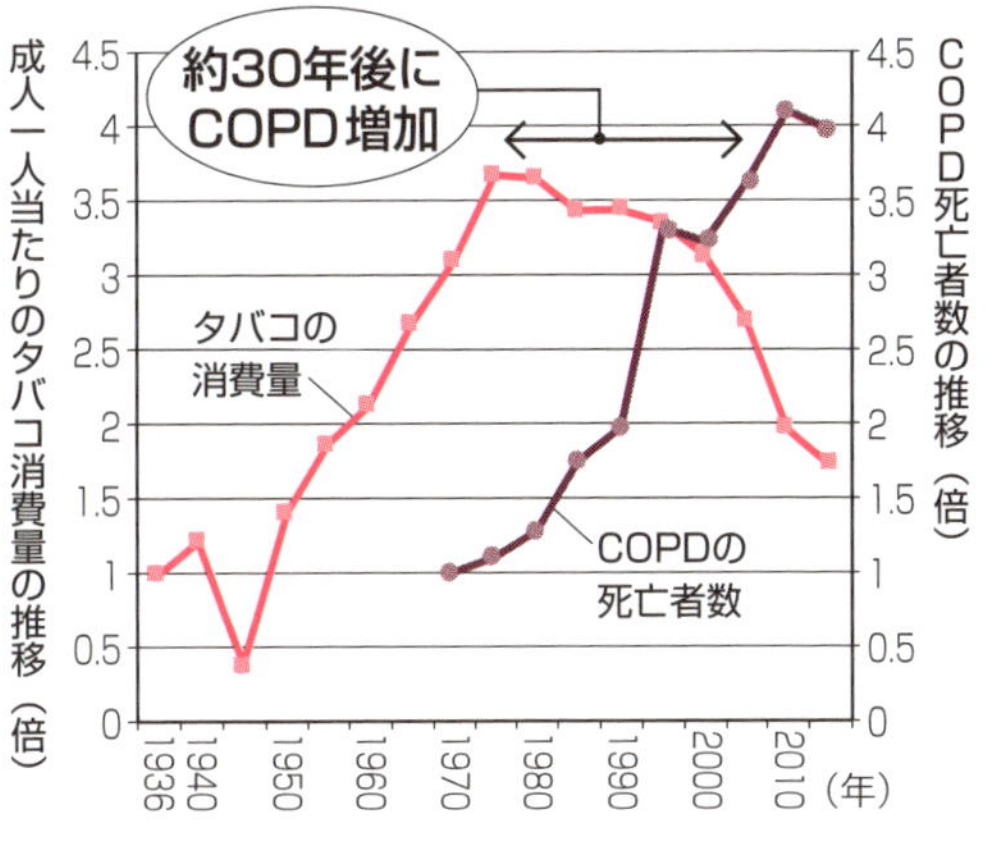


日本では、1930〜70年代にタバコの消費量が増加。約30年後にCOPDの死亡者数が増加している。2つのグラフの形がよく似ているのがわかる

（COPD死亡者数は、厚生労働省「人口動態統計」〈1970〜1990年は肺気腫＋慢性気管支炎〉より。1970年を1としている。タバコ消費量は、健康・体力づくり事業財団「厚生労働省の最新たばこ情報」、JT「紙巻たばこ統計データ」、総務省統計局「人口推計」「平成27年国勢調査」より。1936年を1としている）

# 風邪で急激に悪化。命を落とすことも

健康な人なら数日で回復するような風邪でもＣＯＰＤがある人は重症化し、ときに命にかかわることもあります。急激に状態が悪化するため注意が必要です。

### 増悪の怖さ

増悪は単に症状が悪化するだけでなく、最悪の場合は命を落とす危険もあります。こうした事態を避けるには、迅速かつ適切な治療を受けることが大切です。

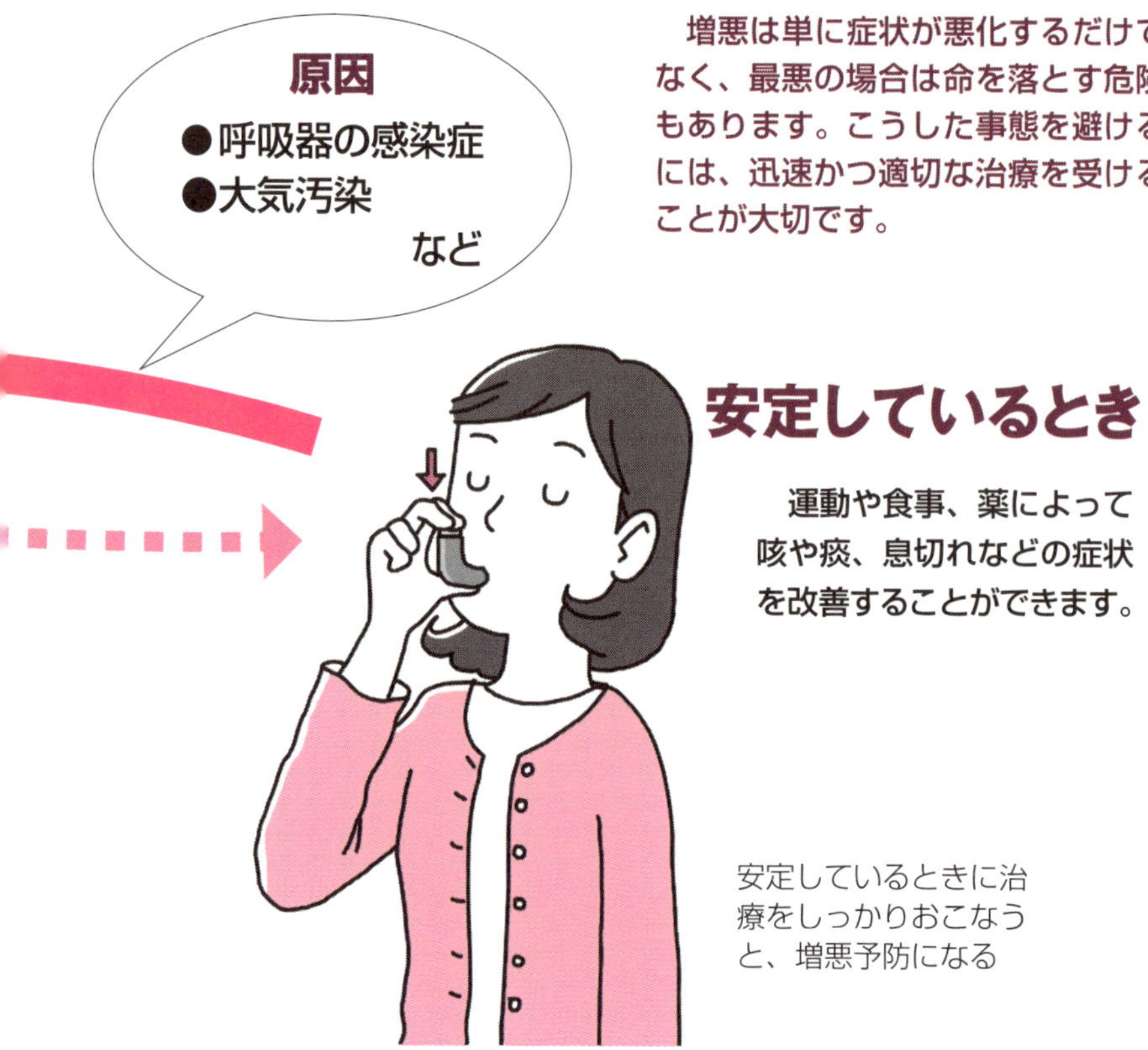
原因
●呼吸器の感染症
●大気汚染
など
安定しているとき
運動や食事、薬によって咳や痰、息切れなどの症状を改善することができます。

安定しているときに治療をしっかりおこなうと、増悪予防になる

## 軽い風邪が命とりになる

ＣＯＰＤが怖いのは、症状が安定していたのに急速に病状が悪化する場合があり、入院治療が必要になったり、回復に数週間もかかったりすることです。なかには重症化して命を落とす人もいます。このような状態を「増悪《ぞうあく》」といいます。

増悪のきっかけとなるのは、風邪やインフルエンザ、気管支炎、肺炎などの呼吸器の感染症と大気汚染ですが、多くは呼吸器の感染症です。増悪は、風邪をひいてわずか数時間や数日で急激に悪化するため、異変に気づいたら至急受診してください。

## 増悪が起こると

安静にしても呼吸が苦しい、痰の量が増えて切れが悪い、痰の色が濃くなる、咳がひどくなる、喘鳴が悪化するなどのほか、発熱や頭痛、足のむくみ、全身の倦怠感《けんたいかん》などの症状が現れます。

### 急激に悪化する

増悪時は、数日で急激に状態が悪化する。早ければ、数時間〜48時間で進行することもある

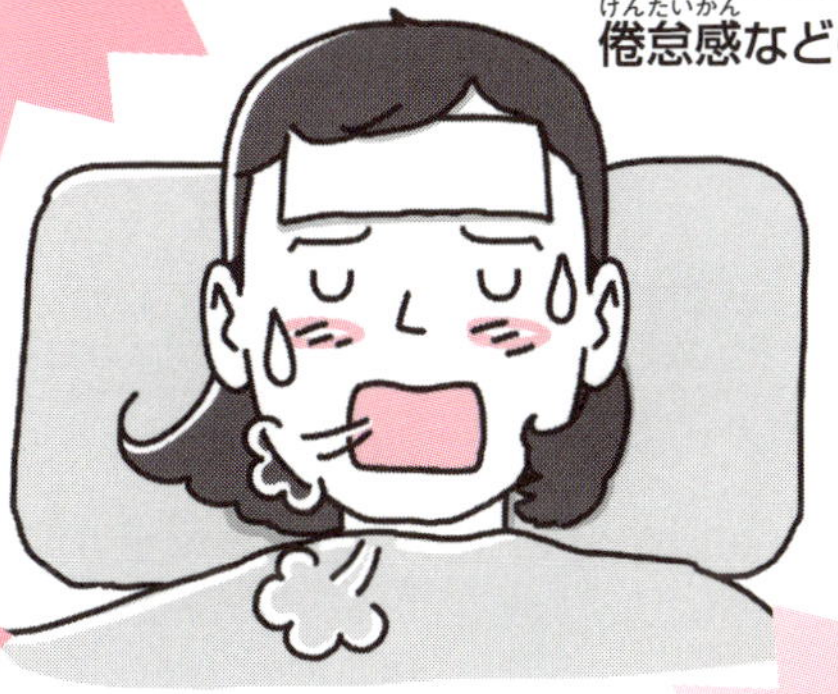

増悪をくり返すと、低下した体力や呼吸機能が元の状態に戻らず、安定しているときの治療を強化しなければいけない

### 回復に時間がかかる

呼吸機能や症状が安定した状態に戻るまでに時間がかかる。目安は3〜4週間だが、1ヵ月以上かかる人もいる

### くり返すようになる

適切に治療しないと増悪が長引いたり、回復途中で再び増悪に陥ったりして、増悪をくり返すようになる。COPDが重症の人ほど、この傾向があり、命の危険もある

### 増悪が起こって初めてCOPDに気づくことも

咳や痰、息切れなどの症状があっても放置し、自分がCOPDであることに気づいていない人もいます。なかには、風邪がきっかけで増悪が起こり、呼吸困難などで救急搬送され、そこで初めてCOPDと診断される人もいます。

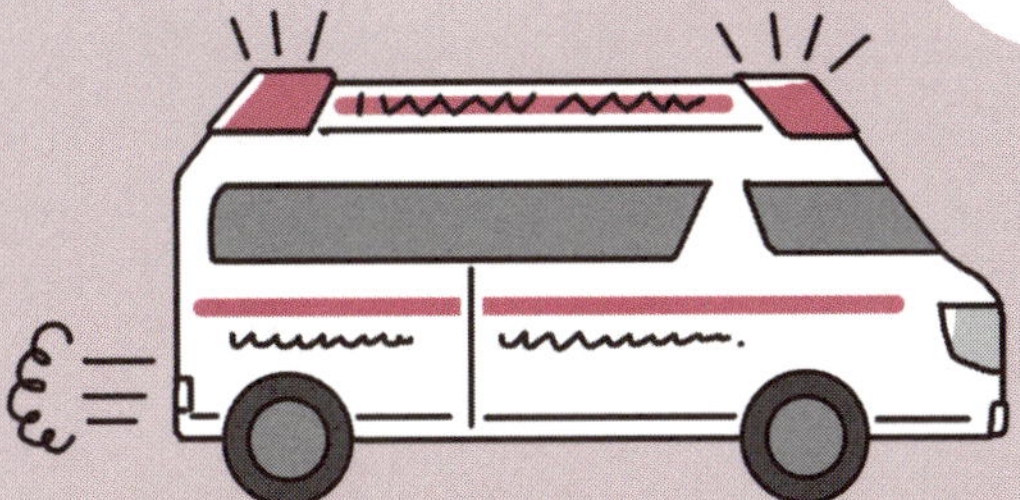

増悪時は全身の体力がなくなり、呼吸状態だけでなくほかの持病も悪化しやすい。息切れで動けなくなり、救急車で受診する人もいる

# 体を動かさないことが寿命を縮める

息切れがひどくなると、体を動かすのがおっくうになりがちです。そのせいで身体活動性が低下して、将来に大きく影響することがわかっています。

## 身体活動と身体活動性

COPDでは身体活動性に注目します。身体活動とは、安静時よりもエネルギーを消費する、筋肉を動かしておこなう身体の動きです。スポーツのような運動だけでなく、日常の生活活動や職業活動なども含まれます。

### 身体活動性が高い

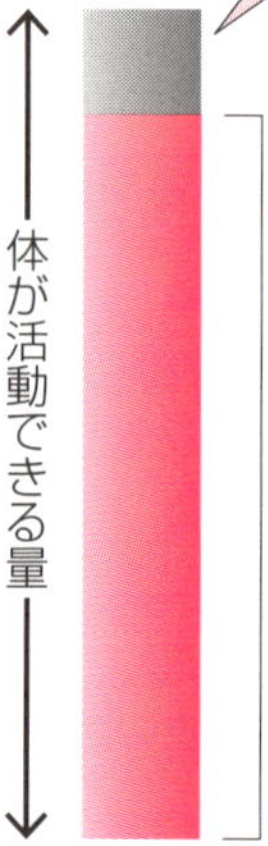


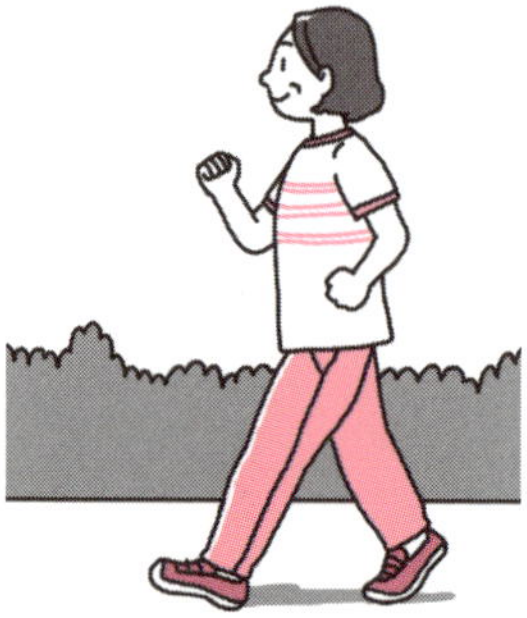

自立して日常生活を送り、仕事や運動もしている人は、身体活動性が高い

運動能力（体が活動できる量）と実際の活動量が近いほど、「身体活動性が高い」といいます。一般的に、身体活動性が高いと健康増進につながり、長生きが可能です。COPDの人も身体活動性を高めることが病気の進行と症状の悪化を防ぐことにつながります。

### 身体活動性が低い

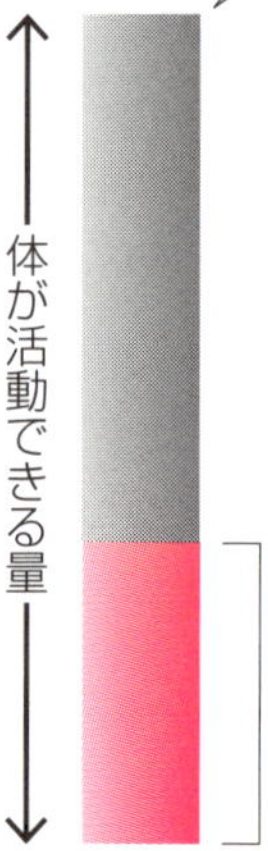


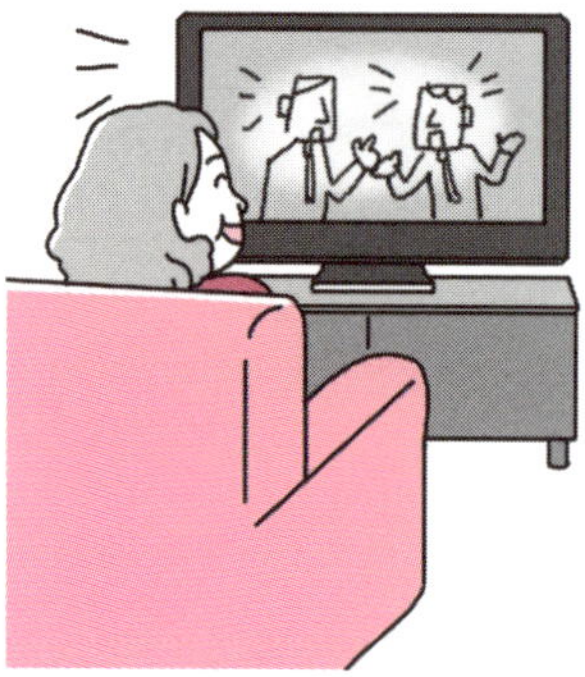

息切れのために座る時間や横になっている時間が長い人は、身体活動性が低く経過が悪い

運動能力はあるのに、息切れなどが起こることを理由にして実際の活動量が少ない状態を、「身体活動性が低い」といいます。安静にしすぎると運動能力が低下し、COPDの経過も悪くなります。

## 身体活動性の高さは生存率の高さにつながる

　COPDでは、少し動くだけで息切れがするため、体を動かすのがつらく、身体活動性が低下しがちです。高齢になると、家事も身の回りのことも人任せにして、自分ではほとんど動かない人もいます。しかし、安静にしすぎるとかえってCOPDの進行を促します。

　COPDの患者さんを身体活動性の高い人と低い人で比較した研究から、身体活動性が低い人ほど生存率が低下することと、身体活動性が最も強く生存率に影響することがわかっています。[*1] 身体活動性が高まると、全身の炎症が抑えられることも明らかです。[*2]

　身体活動性を高く保つ、つまり活動的に生活することがCOPDの進行を抑え、生活の質を高め、豊かな将来につながるのです。

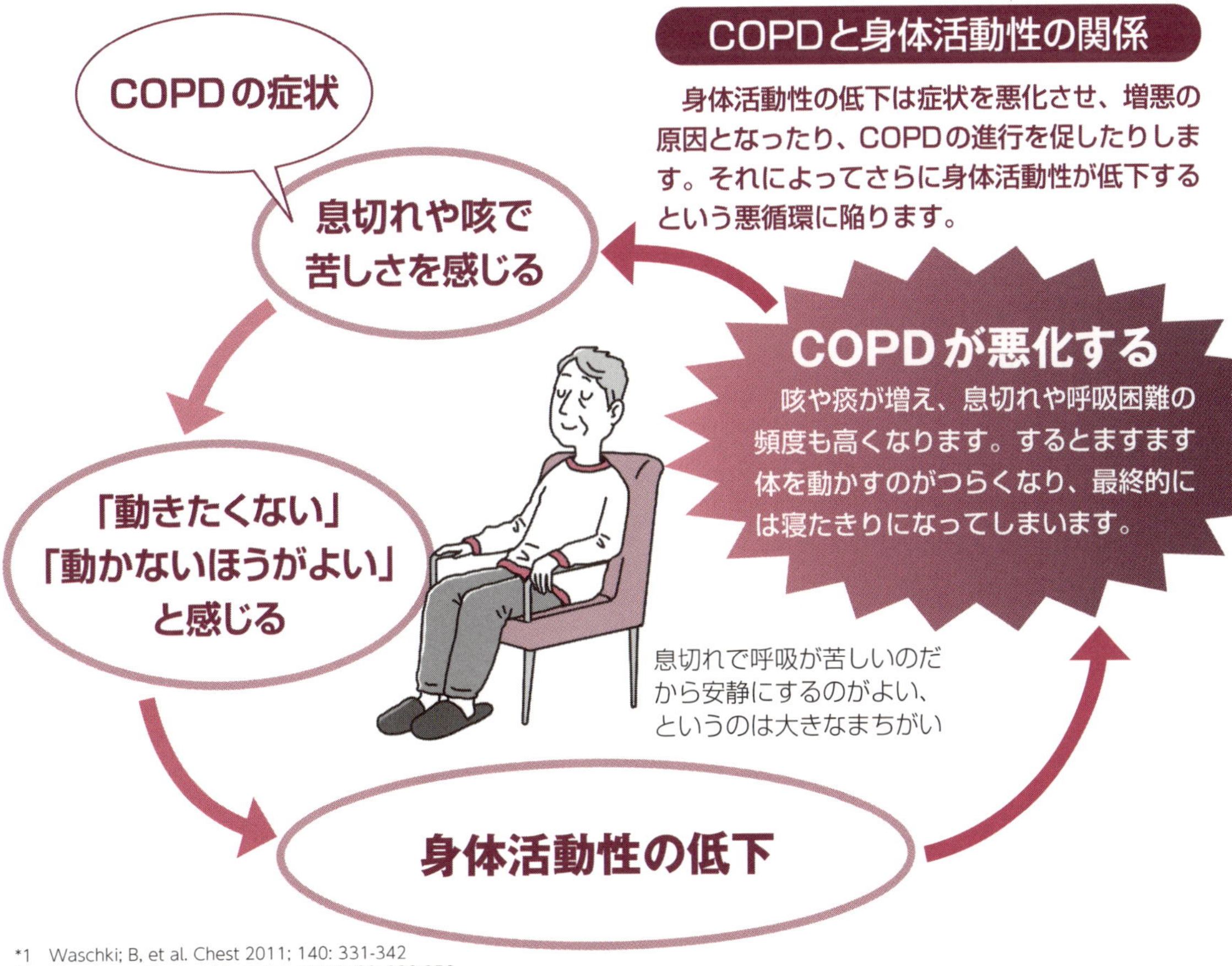
COPDと身体活動性の関係
身体活動性の低下は症状を悪化させ、増悪の原因となったり、COPDの進行を促したりします。それによってさらに身体活動性が低下するという悪循環に陥ります。
COPDの症状
息切れや咳で苦しさを感じる
「動きたくない」「動かないほうがよい」と感じる
身体活動性の低下
COPDが悪化する
咳や痰が増え、息切れや呼吸困難の頻度も高くなります。するとますます体を動かすのがつらくなり、最終的には寝たきりになってしまいます。
息切れで呼吸が苦しいのだから安静にするのがよい、というのは大きなまちがい

*1　Waschki; B, et al. Chest 2011; 140: 331-342
*2　Fiuza-Luces C, et al. Physiology 2013; 28: 330-358

# 全身のほかの病気も悪化させる

COPDのある人は肺だけにとどまらず、ほかの病気を伴うことがわかっています。それにより生活の質が低下し、命を脅かされることもあります。

## COPDは肺だけでなく全身の病気

COPDの炎症が全身に広がると、さまざまな病気を引き起こします。こうした全身の病気を「併存症」といいます。併存症によって生活の質が低下するだけでなく、命を落とす危険があります。

最近の研究では、COPDの人の死因は約三分の一がCOPDの悪化によるものですが、残りの三分の二は併存症による心臓病やがんなどによるものだという報告もあります*。

併存症はCOPDを悪化させ、治療を複雑化させるという点でも非常に厄介なのです。

*Rabe KF. N Engl J Med 2007; 356: 851.

### 実は全身で炎症が起こっている

COPDの炎症は肺だけにとどまりません。炎症を伝える物質が血液中に放出されて、全身に炎症が広がり、多くの病気を併発させます。

### 糖尿病・メタボ

COPDがあると糖尿病を1.5倍発症しやすく、非気腫型では気腫型に比べて危険率が約2倍といわれます。炎症によって血糖値が高くなりやすく、メタボリックシンドローム（いわゆるメタボ）発症にもつながります。

### 心臓・血管の病気

全身の炎症が動脈硬化を進ませ、狭心症や心筋梗塞、脳卒中を起こしやすい状態です。COPDが原因で心臓に負荷がかかり、右心室が拡大する「肺性心《はいせいしん》」や肺動脈の血圧が高くなる「肺高血圧症」、心不全を起こすことがあります。

### 閉塞性睡眠時無呼吸（OSA）

OSAは、睡眠中に気道が塞がれて呼吸が何回も止まる病気です。炎症との関係は不明ですが、COPDに多くみられます。COPDでは血液中の酸素が不足しやすく、OSAがあるとさらに不足します。

## 身体活動性の低下

筋力や活動性が低下した状態を、「フレイル（虚弱）」といいます。COPDでは、息切れで運動量・活動量が低下し、食事量も減ります。足の筋肉や呼吸に必要な筋肉が減って息切れが悪化し、身体活動性がいっそう低下します。

## 骨格筋機能障害

筋力が低下（サルコペニア）したり筋肉の質が変化したりする「骨格筋機能障害」が起こります。筋肉量の減少や筋力の低下が起こり、身体活動性を低下させます。

肥満やインスリン（血糖値を下げるホルモン）が効きにくい状態になる

## 全身の炎症

炎症は全身に広がって併存症を悪化させ、さらに互いに影響を及ぼし合う。このためCOPDは「全身の病気」ともいわれる

## 栄養障害

全身の炎症で体内で消費されるエネルギーも増加するため、体は慢性的な栄養不足です（→P84）。肺が膨らみすぎて横隔膜が下がり、胃潰瘍《かいよう》や胃食道逆流症も起こりやすい傾向があります。

## サルコペニア

筋肉量が減少し筋力も低下するのが、「サルコペニア」です。加齢によるものと、活動性の低下や栄養障害によるものがあります。COPDではどちらも起こりやすく、悪化しやすい状態です。

## 骨粗しょう症

喫煙は骨粗しょう症の要因の一つ。炎症だけでなく、身体活動性の低下やサルコペニアなども、骨粗しょう症を起こしやすくします。骨密度の低下は、気腫型と密接に関連することがわかっています。

## 不安・抑うつ

息切れが悪化すると日常生活が制限されて、社会的に孤立する人もいます。制限や孤独感が強いストレスとなって、不安や抑うつを招きます。炎症によって生まれる物質が抑うつと関係するという報告も。

**似ている病気**

# 似た症状の別の病気との鑑別が必要

COPDとよく似た症状を起こす、別の病気があり、複数の病気を併発する人もいます。治療法が異なるため、検査を受けて鑑別する必要があります。

### ほかの病気があれば治療法も異なる

咳や痰が出て息切れがする病気は、COPDだけではなく、またそうした病気を併せもつ人もいます。それぞれ治療法が異なるため、検査を受けて（↓P42）、鑑別してもらう必要があります。

## COPDに似た5つの病気

特に症状がよく似ていてまぎらわしい病気が、以下の5つです。COPDに併存してこれらの病気をもつ人もいるので、検査で調べる必要があります。

▼ぜんそくとCOPDの比較

| ぜんそく | | COPD |
|---|---|---|
| 全年齢 | 発症年齢 | 中高年 |
| アレルギー、感染症 | 主な原因 | タバコ、大気汚染 |
| 突然発作を起こし、呼吸困難になる | 症状の現れ方 | 主に動作時に息切れや呼吸困難が起こる |

### ぜんそく

気管支に慢性的な炎症が起こるという共通点があり、咳や痰が出る点も同じです。息をするときの喘鳴も、COPDの増悪時の症状とよく似ています。ぜんそくはCOPDの15～20%が合併し、「ACO」と呼ばれます。

**ここに注意**

**症状の起こり方**
（左表参照）

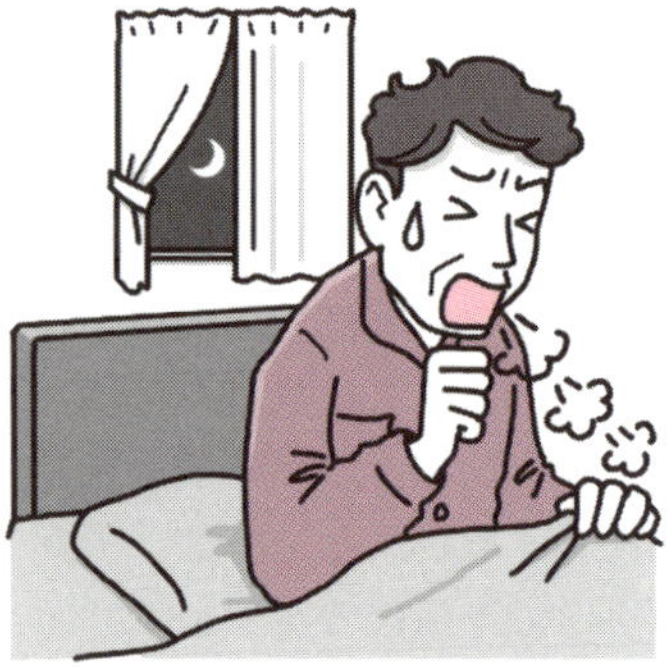

ぜんそくは夜中に咳がひどくなって、眠れないことも

## 間質性肺炎

肺胞の壁（間質）に炎症をきたして起こる病気。徐々に間質が線維化して硬く厚くなり、肺が硬くなります。症状は、初期は痰を伴わない空咳《からぜき》で、肺機能が低下すると安静時にも強い息切れが現れます。気腫型と合併すると、「気腫合併肺線維症」と呼ばれます。

ここに注意

### 進行すると肺がんの合併が多くなる

肺がんとの合併が多く、気腫合併肺線維症になると肺がんと合併するリスクがさらに高まる

## 気管支拡張症

COPDとの合併率が約25%ともいわれています。幼少期にかかった重症の百日咳や肺炎などの呼吸器感染症の後遺症で起こりやすく、女性に多くみられます。慢性的に咳が出る症状がよく似ています。

ここに注意

### 痰が特徴的

気管支拡張症では、痰に血が混じる「血痰《けったん》」が出たり、血液を咳とともに吐き出す「喀血《かっけつ》」が起こったりする

## 心不全

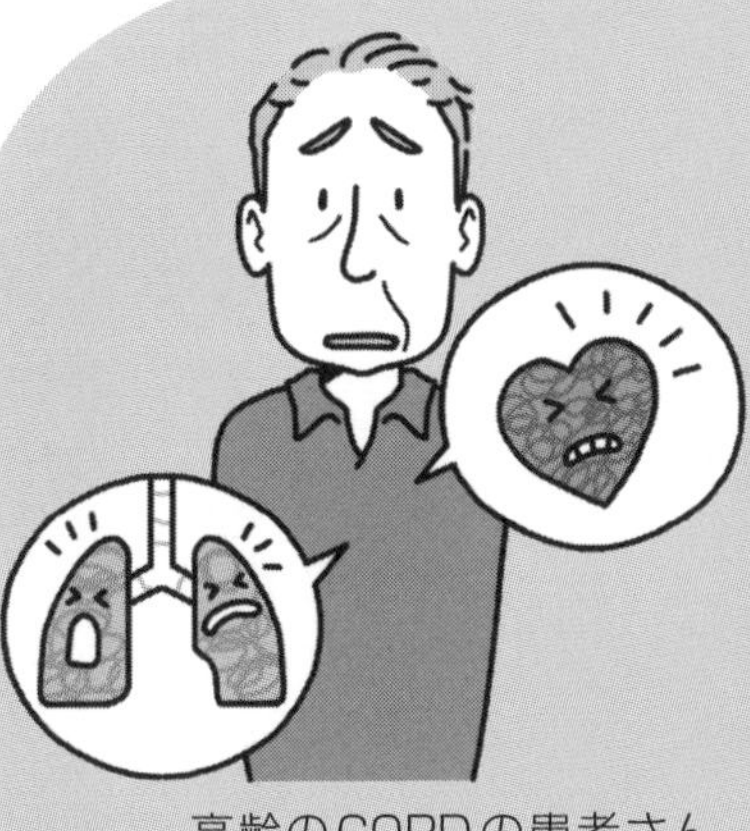

高齢のCOPDの患者さんには心不全の併存率が高い

心臓のポンプ機能が低下して、全身に十分な血液を送り出せなくなった状態です。肺や体静脈の血流が悪くなり、咳やピンク色の泡状の痰、息切れ、呼吸困難などの症状が現れます。

ここに注意

### 心不全特有の症状がある

全身の倦怠感、むくみ、冷や汗、意識障害、首の静脈のふくらみなどが急に現れたら心不全が疑われる

## 肺がん

肺がんは、痰や咳、動作時の息切れといった、COPDによく似た症状が起こります。喫煙という共通の危険因子があるため、肺がんとCOPDを合併する人も少なくありません。COPDで呼吸機能が低下していると、肺がんの治療が難しくなることもあります。

ここに注意

### COPDの人は定期的に画像検査を

COPDでない喫煙者と比べると、COPDの人は肺がんのリスクが3～6倍高くなる。がんの早期発見のために、定期的に画像検査を受けたい

自己チェック

# COPD発症の危険度がわかる五つの質問

COPDは早期発見・早期治療が必須です。自分や家族にCOPDが疑われるような症状があるときは、次の自己チェックで確認してみましょう。

## COPDの可能性をチェックしよう

次の5つの質問は、「COPD-Q*」といい、COPDのスクリーニング（ふるい分け）でおこなわれるチェック項目です。気になる症状がある人は質問に答え、自己判定してみましょう。

*Int J Chron Obstruct Pulmon Dis 2017; 12: 1469

### Q1

**現在、何歳ですか?**

- □ 40～49歳（0点）
- □ 50～59歳（1点）
- □ 60～69歳（2点）
- □ 70歳以上（3点）

### Q2

**風邪をひいていないのに、痰がからんで咳をすることがありますか?**

- □ いつも（1点）
- □ ほとんどいつも（1点）
- □ ときどき（1点）
- □ まれに（0点）
- □ ほとんどない（0点）

### Q3

**走ったり重い荷物を運んだりしたとき、同年代の人と比べて息切れしやすいほうですか？**

- □ はい（1点）
- □ いいえ（0点）

### Q4

**この1年間で、走ったり重い荷物を運んだりしたとき、ゼイゼイやヒューヒューを感じることがありましたか?**

- □ いつも（2点）
- □ ほとんどいつも（1点）
- □ ときどき（0点）
- □ まれに（0点）
- □ ほとんどない（0点）

### 早期発見のポイントとなるのは症状と喫煙歴

ＣＯＰＤは進行がゆっくりで、症状も軽いために軽視されがちです。しかし、放っておけば確実に肺の機能が低下します。少しでも早く受診につなげ、早期に治療を開始するには、危険度を客観的に知ることが大切です。

「ＣＯＰＤ-Ｑ」は、ＣＯＰＤの疑いがあるかどうかを知る適切な目安になります。特に喫煙歴のある人は、ＣＯＰＤの危険度が高いので、ぜひチェックしてみてください。

## Q5

**これまで、タバコをどれくらい吸いましたか？**
**□に数字を記入し、次の計算をしてください。**

1日の平均本数 □ × 喫煙年数 □ ＝ 合計 □

合計はどれですか？

- □ 吸わない（0点）
- □ 1～399（1点）
- □ 400～999（2点）
- □ 1000以上（3点）

## 結果の見かた

**①Q1～Q5の合計点を出してください。**

Q1 □ ＋ Q2 □ ＋ Q3 □ ＋ Q4 □ ＋ Q5 □ ＝ 合計 □

**②合計点が 4点以上 の人はCOPDの可能性があります。**

合計点が4点以上の場合はできるだけ早く受診し、くわしい検査を受けましょう。3点以下でも喫煙歴がある人、咳や痰が続いている人は一度受診をおすすめします。

COLUMN

# COPDで体型も変化する

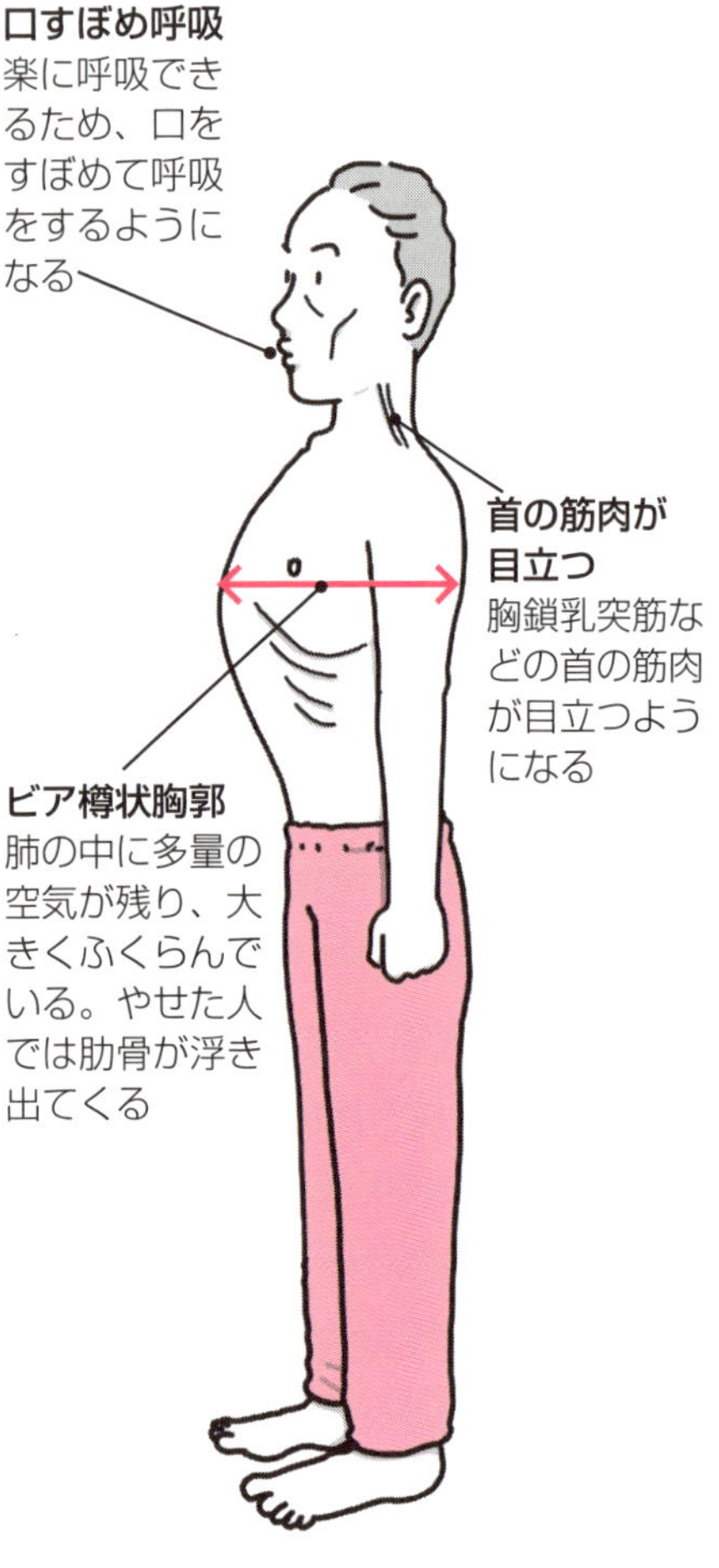

口すぼめ呼吸
楽に呼吸できるため、口をすぼめて呼吸をするようになる
首の筋肉が目立つ
胸鎖乳突筋などの首の筋肉が目立つようになる
ビア樽状胸郭
肺の中に多量の空気が残り、大きくふくらんでいる。やせた人では肋骨が浮き出てくる


## COPDが進行すると胸郭《きょうかく》が広がってくる

ＣＯＰＤの人の体型には「やせ型」「肥満型」があり、日本人にはやせ型が多く、進行するとさらにやせてきます。重症化すると、さまざまな体型の変化をきたし、左図の「ビア樽《だる》状《じょう》胸郭」なども現れます。

重度になると、気管支の内腔が狭くなり、肺胞の弾力性も失われます。肺が十分に縮まなくなり、肺の中の息を吐き切ることができなくなります。肺の中に大量の空気が残って肺が大きくふくらみ、胸がまるで樽のようになるのです。

通常の呼吸では息苦しいため、無意識に口をすぼめて息をするようになります。息をゆっくり吐くことで、肺に残った空気を効率よく出し、酸素をうまく取り込もうとするからです。

胸《きょう》鎖《さ》乳《にゅう》突筋《とつきん》などの首の筋肉は、呼吸を補助する筋肉です。健康な人は呼吸には用いませんが、ＣＯＰＤの人は効率よく呼吸するために用いて太くなります。こうした変化は重度のＣＯＰＤで認められます。

# 第2章

# 肺や体の機能を調べる——検査と診断

咳や息切れが長く続く場合は、きちんと
原因を突き止めましょう。
COPDかどうかは、複数の検査を受けて診断されます。
専門医の受診が必要な場合もあります。

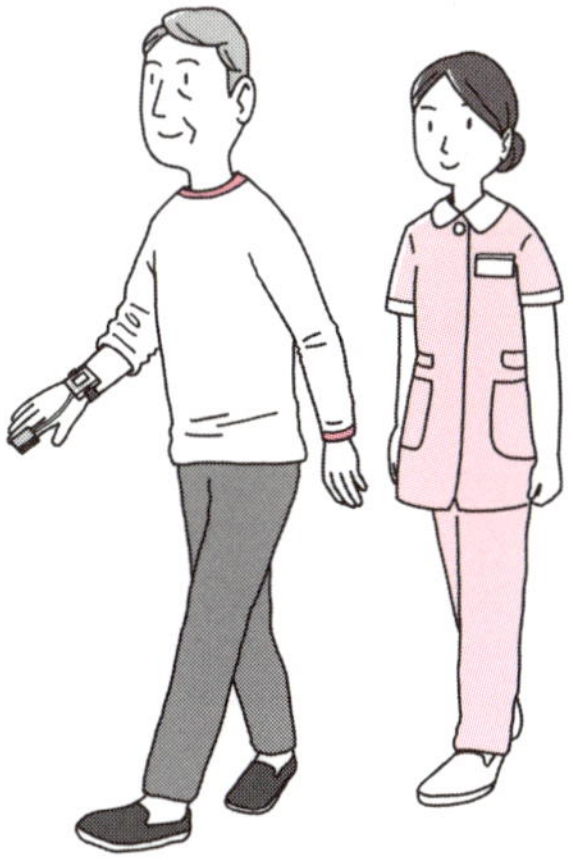

受診の流れ

# かかりつけ医と呼吸器内科の専門医で連携

咳や痰、息切れなどの症状は、歳のせいにしやすいのですが、自己判断は禁物。まずはかかりつけ医を受診し、必要があれば専門医のもとで検査を受けるようにしましょう。

## 「二人主治医制」で検査・治療を進める

COPDは進行がゆるやかなので、治療は長年にわたります。そこですすめられているのが、「二人主治医制」です。

かかりつけ医は自宅などから通いやすい場所にあり、定期的な診療を担当するのに適しています。そこで診断と治療が可能なら、治療を続けます。

検査機器がないなど必要な場合には、呼吸器内科を紹介されます。呼吸器専門医は、より高度な検査や治療、重症の増悪時の治療を担当します。医師の役割分担によって、適切な治療を受けることができます。

### 受診から治療開始まで

まずはかかりつけ医に相談します。かかりつけ医のもとで診断・治療が受けられない場合などに、専門医に紹介されます。

かかりつけ医

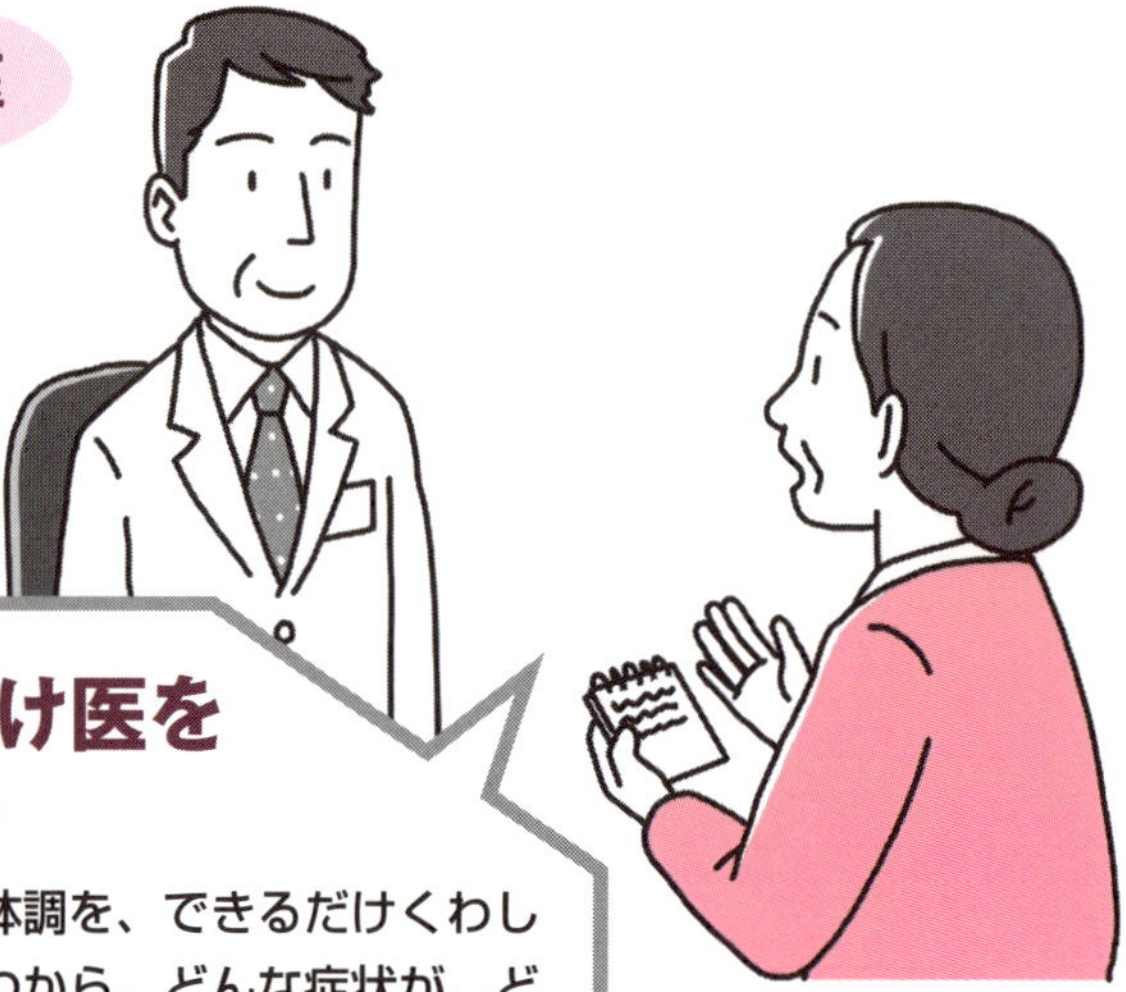

気になることはメモをして、伝え忘れのないようにする

**1 かかりつけ医を受診する**

気になる症状や体調を、できるだけくわしく説明します。いつから、どんな症状が、どんなときに現れるのか、どれくらいの期間続いているのか、市販薬を服用したか、などです。喫煙歴があれば、正確に伝えましょう。

## 2 専門医を紹介されることも

かかりつけ医が診断に迷う場合やCTなどの専門的な検査が必要な場合、治療の効果があまりない場合、増悪が治療で改善しない場合などには、かかりつけ医から呼吸器内科の専門医を紹介されます。

専門医

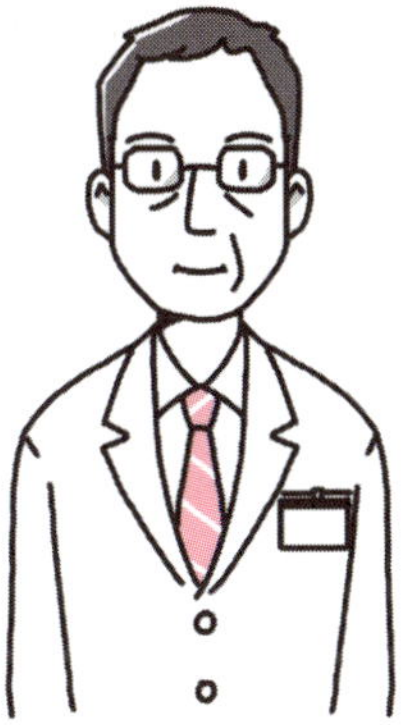

呼吸器専門医には内科系と外科系がいる。かかりつけ医に紹介されるのは、基本的に内科系の専門医

## 3 検査を受ける

症状に応じて必要な検査がおこなわれます。COPDの診断や治療に必要な項目は下記。数日に分けておこなうこともあります。

- 呼吸機能検査（→P38）
- 画像検査（→P40）
- 心電図検査（→P42）
- 血液検査（→P43）
- 6分間歩行試験（→P44）

## 4 治療方針が決められ、治療が開始される

診断が確定したら、COPDの管理（薬物療法、非薬物療法）をおこないます。専門医を受診した場合、専門医の紹介状をもってかかりつけ医に戻り、日常的な受診や治療をかかりつけ医のもとで続けます。専門医へは半年～1年に1回程度受診し、病状などをチェックしてもらいます。

**専門医で**

- 薬物療法と運動療法の処方（→P58、P74）
- 自己管理教育（→P51）
- 増悪時の入院治療

など

**かかりつけ医で**

- 安定しているときの治療の継続
- 増悪時の初期の対処（→P96）

など

# 肺の働きを調べて四段階の重症度で診断

COPDの診断には、肺の機能を調べる必要があります。いくつかの検査がありますが、特に重要なのがスパイロメトリーという検査です。

## スパイロメトリー

**呼吸機能検査は、スパイロメーターという器具を用いる「スパイロメトリー」がおこなわれます。検査によって肺活量、%肺活量、努力肺活量、1秒量、1秒率などがわかります。**

### ▼検査の方法

1. **検査前に気管支拡張薬を吸入する**
2. **鼻をノーズクリップで止め、口だけで呼吸する**
3. **マウスピースを口にくわえる**
4. **静かに呼吸を数回くり返し、医師の指示に従って息を吐いたり吸ったりする。指示は検査項目によって異なる**

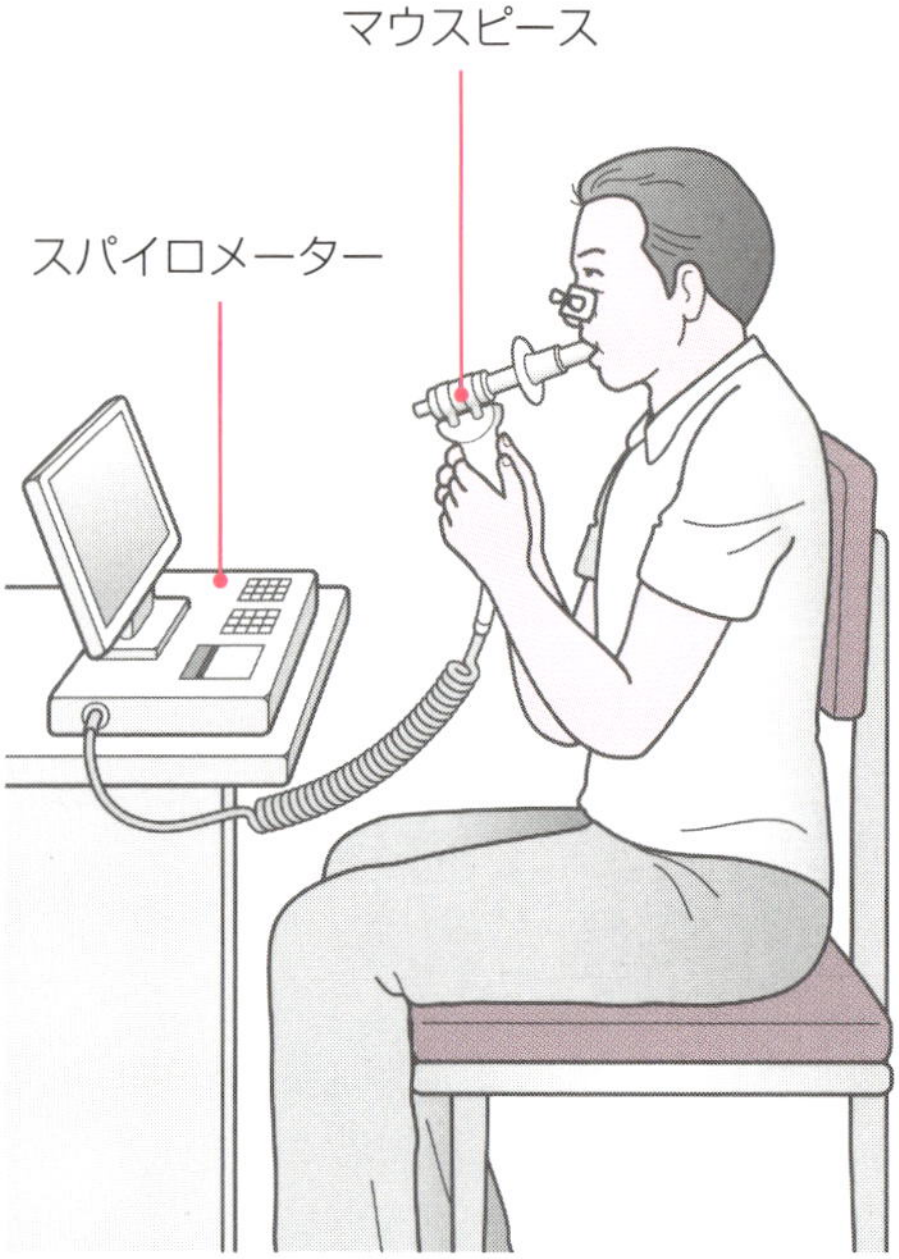


痛みもなく簡単な検査。正確な結果を得るには、医師の指示を守って最大の努力で取り組む

### 診断の決め手となる重要な検査

COPDの診断基準は、「長期の喫煙歴など有害物質にさらされてきたという危険因子がある」「スパイロメトリーで気管支拡張薬吸入後の一秒率が七〇%未満である」「COPD以外の病気が除外される」の三つです。

なかでも重要なのがスパイロメトリーという呼吸機能検査です。スパイロメトリーでは、肺がどれだけ多くの息を吸い込むことができ、どれだけ大量に素早く息を吐き出すことができるかを調べます。これによって呼吸機能がどの程度保たれているかを知る手がかりとなります。

## 診断に必要な項目

スパイロメトリーでは複数の呼吸機能を調べられます。COPDの診断では、4つの項目が重要です。

%1秒量と1秒率の数値から、COPDかどうかやCOPDの病期がわかります。

### 1秒率（$FEV_1$/FVC）

努力肺活量に占める1秒量の割合。$FEV_1$とFVCの比。健康な人では1秒率は70%以上だが、COPDでは低くなる

### 努力肺活量（FVC）

大きく息を吸い、一気に強く息を全部吐き出したときの息の量

### %1秒量（%$FEV_1$）

測定した1秒量（実測値）が、同性・同年齢・同身長で健康な人の何%に相当するかを表す数値。1秒量と年齢・性別・身長を元に算出される

### 1秒量（$FEV_1$）

息を大きく吸い込み、できるだけ素早く息を吐いたときの最初の1秒間に吐き出した息の量

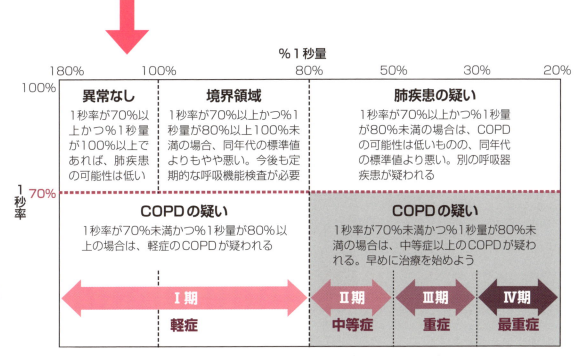

%1秒量

180%　100%　80%　50%　30%　20%

1秒率　100%　70%

**異常なし**
1秒率が70%以上かつ%1秒量が100%以上であれば、肺疾患の可能性は低い

**境界領域**
1秒率が70%以上かつ%1秒量が80%以上100%未満の場合、同年代の標準値よりもやや悪い。今後も定期的な呼吸機能検査が必要

**肺疾患の疑い**
1秒率が70%以上かつ%1秒量が80%未満の場合は、COPDの可能性は低いものの、同年代の標準値より悪い。別の呼吸器疾患が疑われる

**COPDの疑い**
1秒率が70%未満かつ%1秒量が80%以上の場合は、軽症のCOPDが疑われる

**COPDの疑い**
1秒率が70%未満かつ%1秒量が80%未満の場合は、中等症以上のCOPDが疑われる。早めに治療を始めよう

Ⅰ期　軽症
Ⅱ期　中等症
Ⅲ期　重症
Ⅳ期　最重症

（「呼吸リハビリテーションマニュアル」編集委員会『呼吸リハビリテーションマニュアル①』環境再生保全機構を元に一部改変）

# 肺が壊れているかがわかる

COPDの診断を確定したり、肺が壊れているかなどを調べたりするには画像検査が必要です。COPD以外の病気との鑑別にも有効です。

## 胸部エックス線検査

いわゆるレントゲン検査です。造影剤を使わないので、短時間で受けられます。背中側や体の左右の側面からエックス線を照射して撮影します。COPD以外に肺がんの発見にも役立ちます。

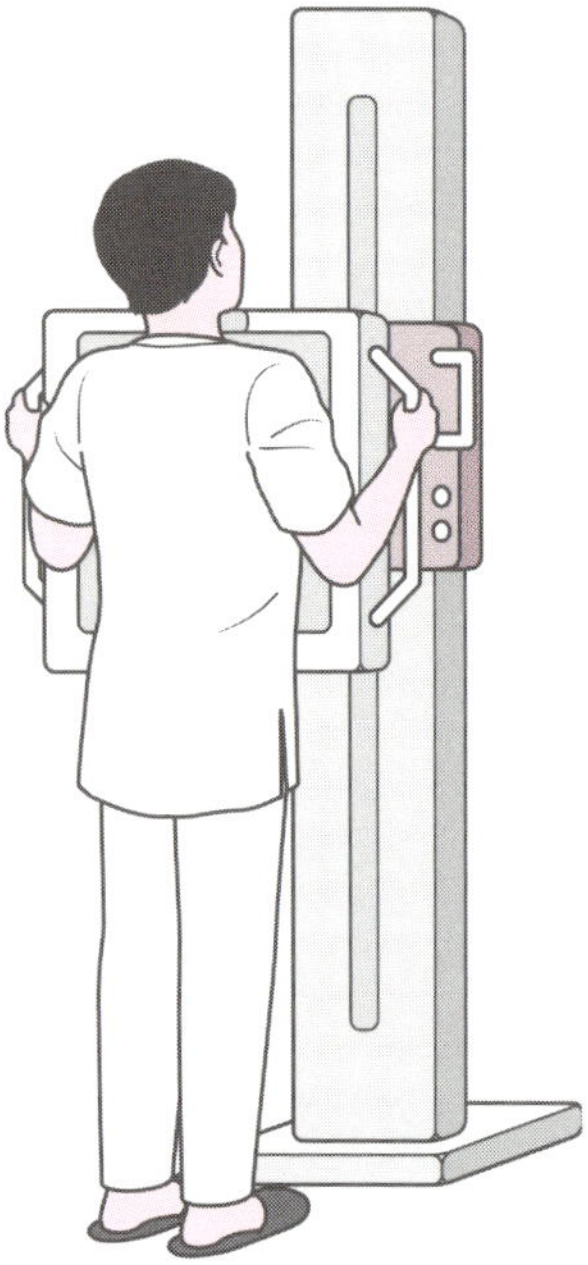

### ◀検査の方法

大きく息を吸って、そのまま止めた状態で撮影する。肺が広がると血管の間隔が開くため、細かい部分まで観察できる

簡単で早く撮影できるため、健康診断などでも多く用いられている

### ▼健康な人のエックス線写真

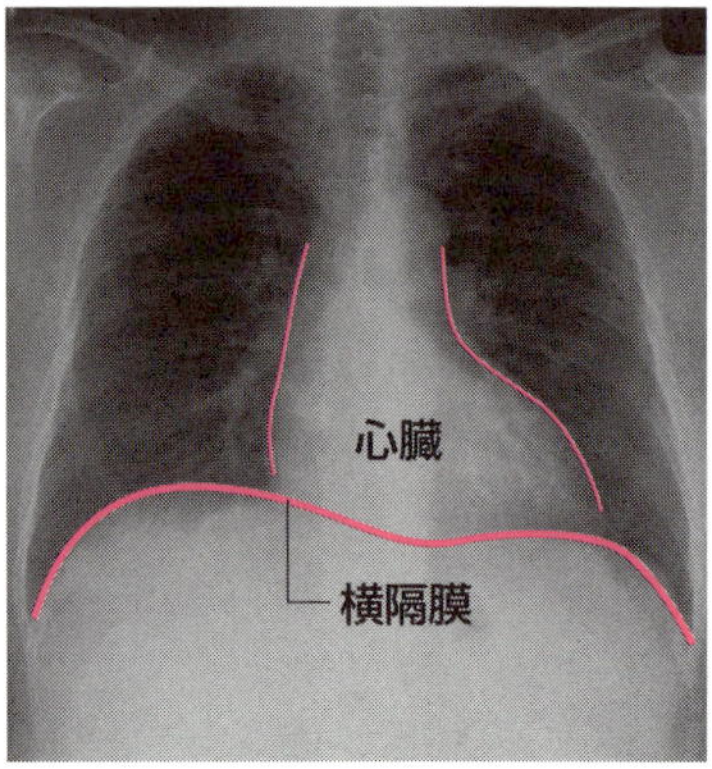


肺が左右に広がっている。横隔膜が上の方に位置して、カーブが保たれている

### ▼COPD（重度）の人のエックス線写真

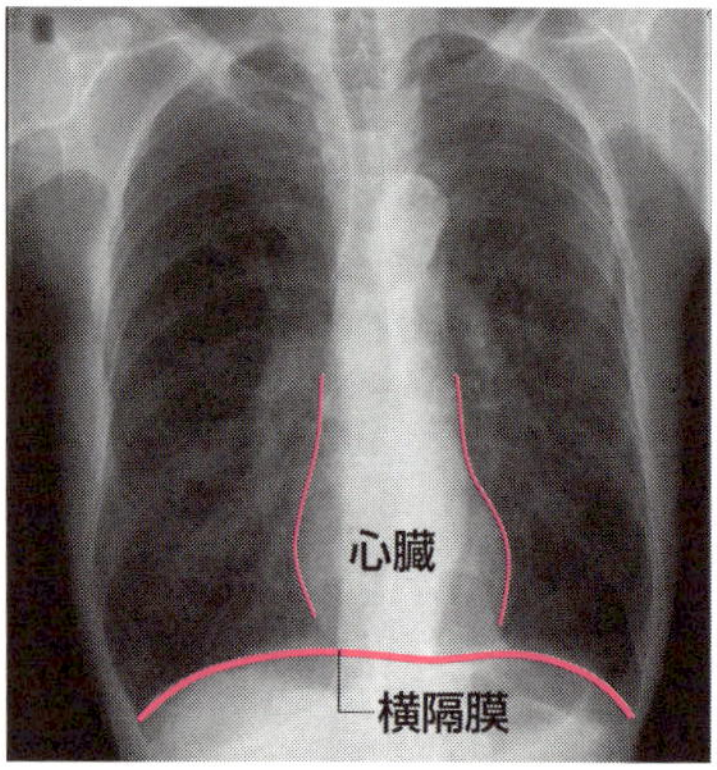


気腫型では、肺が上下に大きくなり、横隔膜が下がって平ら。健康な人に比べ、心臓も細長い

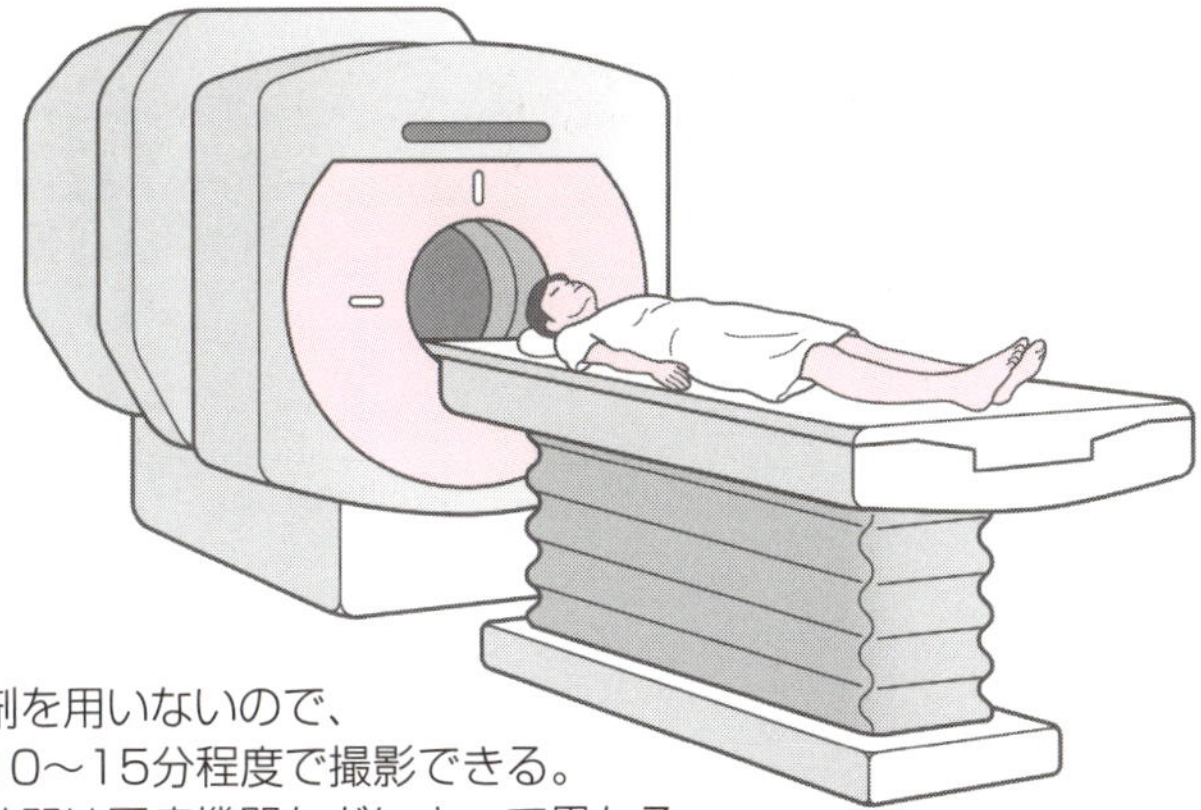

造影剤を用いないので、
通常10〜15分程度で撮影できる。
撮影時間は医療機関などによって異なる

**▲検査の方法**
仰向けに寝た状態で撮影する。肺を輪切りにした断面画像を連続で撮影する

## 胸部CT検査

肺の断面画像を見ることができます。エックス線検査よりも精度が高く、気腫型のCOPDの早期発見が可能で、肺がんの発見にも役立ちます。COPDによって肺の組織が壊れた部分（肺気腫）が、CT画像でわかります。

**健康な人のCT画像▶**

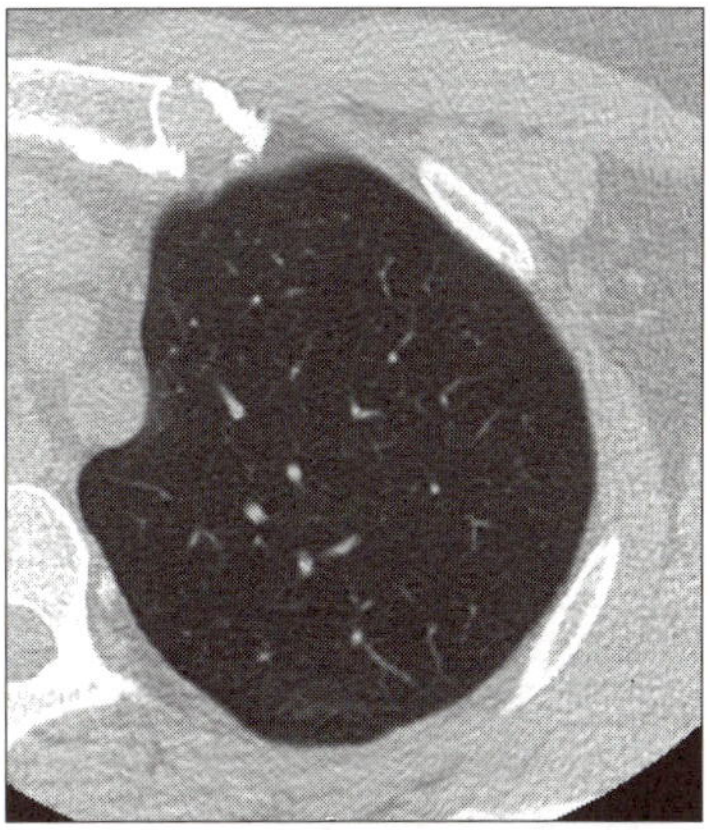

**COPD（重度）の人のCT画像▶**

健康な人に比べて肺の組織が壊れている

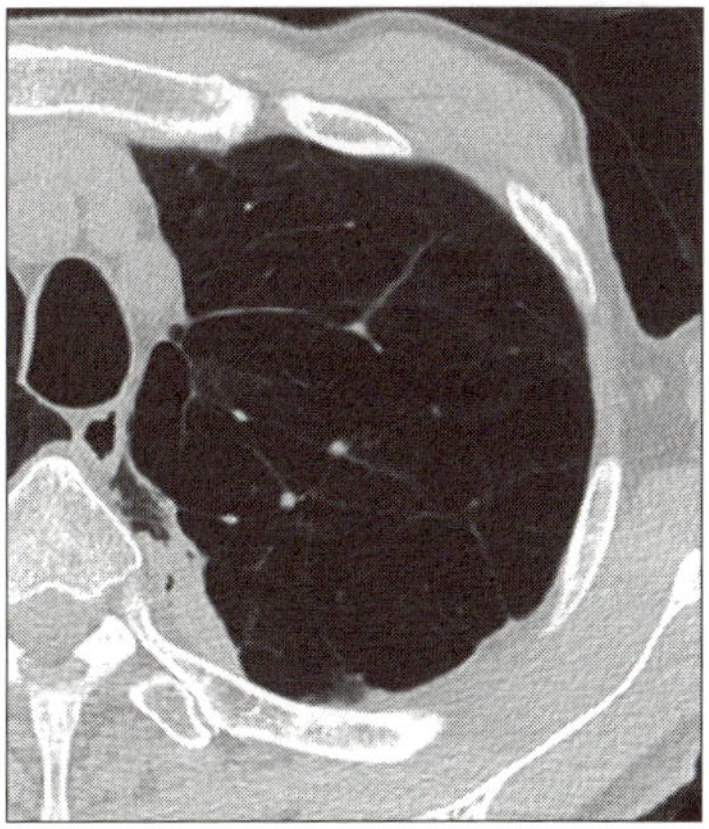

### 肺がんなどの鑑別にも役立つ

軽度のCOPDは、エックス線検査では病変をとらえることができません。例えば健康診断などで胸部のエックス線検査を受けていても、異常なしといわれる場合もあります。つまり、エックス線検査で肺の異常が見つかった場合は、COPDがかなり進行しているといえます。

CT検査はエックス線検査よりも精度が高く、気腫型のCOPDの早期発見が可能です。肺がんや間質性肺炎との鑑別、併存症の有無も確認できます。

# 症状が似ている病気を除外する

COPDの診断前に、心臓病や肺の別の病気など、COPDと症状がよく似た病気の可能性を除外します。そのために心電図検査や血液検査が必要です。

## 心電図検査

心電図検査では、体につけた電極によって心臓を拍動させる電気信号をとらえます。電気信号の波形から心臓の異常を調べます。

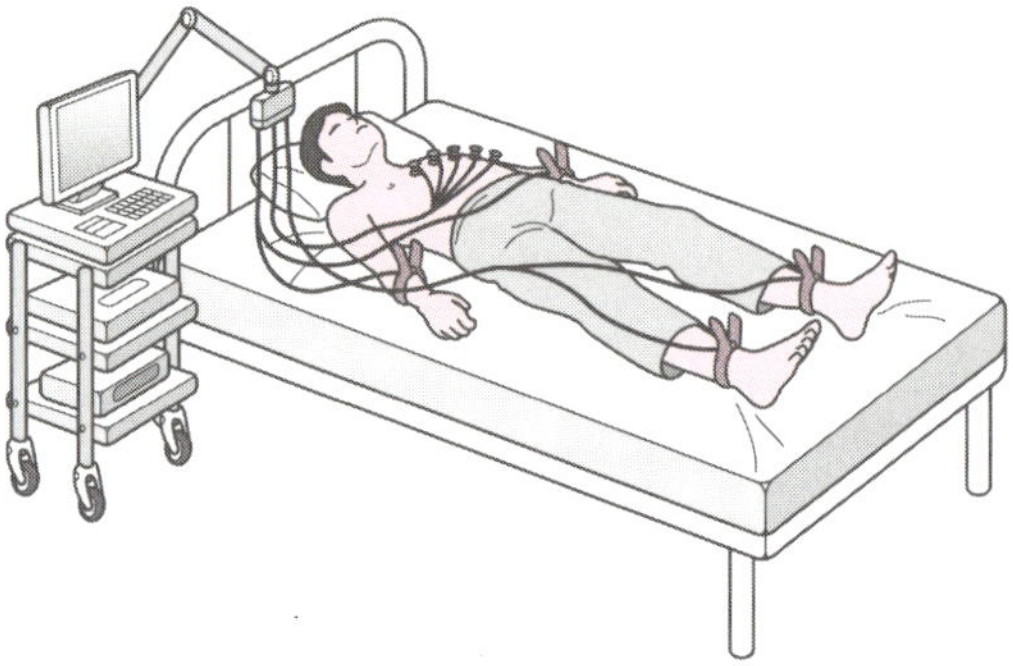

安静時心電図検査では、仰向けに寝た状態で胸と両手首・両足首に電極をつけて、波形を記録する

### わかること

- □不整脈の有無
- □心肥大や心負荷の有無
- □心臓病の除外

### 原因は肺の病気?

- ●COPD?
- ●ぜんそく?

心電図では、不整脈の有無や肺の機能低下による波形の変化、それに伴う心臓への負荷などを調べます。心臓の機能がどれくらい低下しているかは、心電図ではわからないため、心臓の機能低下が疑われる場合、心臓超音波検査も必要です。

### 心臓超音波検査をおこなうことも

心臓超音波（心エコー）検査は、超音波で心臓の様子を映す検査です。心臓の内部や心臓が拍動する様子も観察できます。肺が原因で心臓に負荷がかかっているかどうか（肺高血圧、肺性心）も調べます。

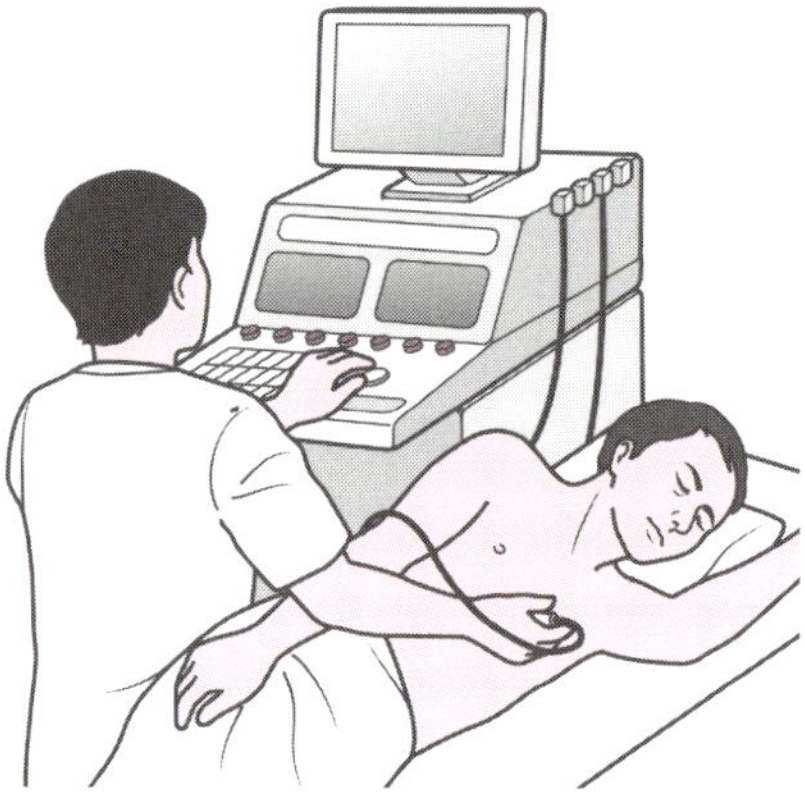

超音波検査は器具で胸に超音波を当てるだけなので痛みもなく、負担が軽い

## 血液検査・動脈血ガス分析

血液中の成分を調べることによって、感染や炎症の有無、息切れの原因になる貧血や甲状腺の異常、心不全などがないかを調べます。

COPDで特に重要なのは、動脈血を採取して調べる「動脈血《どうみゃくけつ》ガス分析」です。

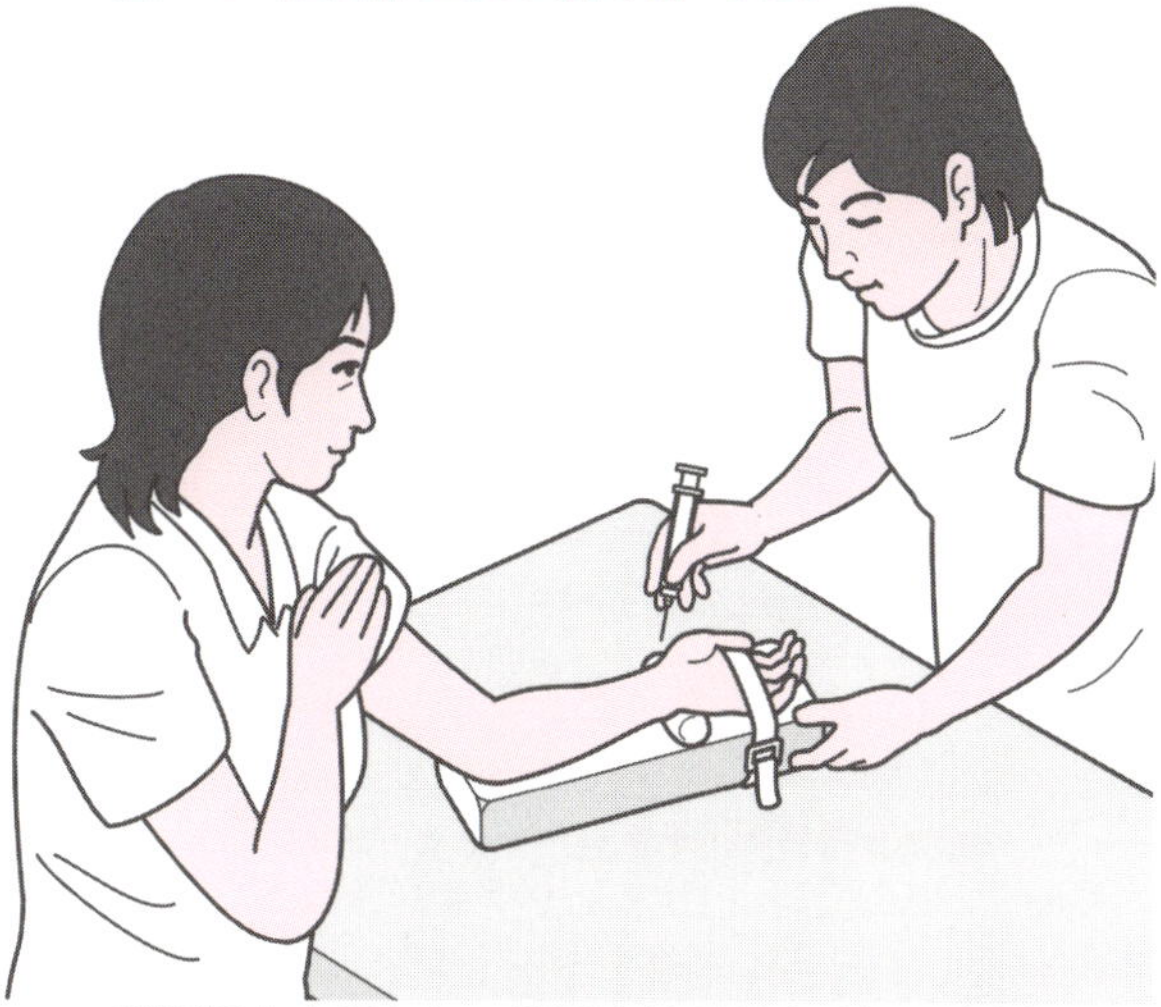

静脈採血と異なり、動脈血は手首やひじの内側などから採取する

### わかること

- □ガス交換の障害度
- □血液中の酸素不足（低酸素血症）の程度
- □酸塩基平衡（pH）

### 血液中のガスを調べる

| 検査項目 | 正常値 |
|---|---|
| $PaO_2$（動脈血酸素分圧） | 75Torr《トール》超 |
| $PaCO_2$（動脈血二酸化炭素分圧） | 35〜45Torr |
| pH（酸塩基平衡） | 7.35〜7.45 |
| $AaDO_2$（肺胞気動脈血酸素分圧較差） | 10Torr未満 |

（日本呼吸器学会『COPD（慢性閉塞性肺疾患）診断と治療のためのガイドライン［第5版］2018』メディカルレビュー社）

COPDが高度に進行した場合、ガス交換の障害の程度や低酸素血症の状態を調べるために動脈血ガス分析がおこなわれます。$PaO_2$が60Torr以下で呼吸不全と診断されます。$PaCO_2$が増加すると肺でのガス交換ができていないことを示します。pHや$AaDO_2$もあわせて判断されます。

### 治療方針にもかかわる

ＣＯＰＤは症状がよく似ている病気があるため、まずはその鑑別が重要です。併存症（→Ｐ28）も多く、その有無も確かめなければなりません。

適切な治療法を選択するには、複数の検査を受けて、診断を確定し併存症を見きわめる必要があるのです。

# 運動療法の処方を決め、効果をみる

COPDによる息切れが進むと、体を動かすのが苦しくなります。六分間歩行試験では今の運動能力を調べ、治療方針を決める際の参考にします。

## 運動療法の処方のもとになる

COPDの治療では、体がどれくらい運動できるのかという「運動能力（運動耐容能）」を高めていきます。運動能力の指標になる検査はいくつかありますが、代表的なのが「六分間歩行試験」です。

六分間歩行試験では、六分間の歩行距離を運動能力の指標とします。運動療法の運動量や（→P74）、在宅酸素療法（→P82）の労作時の酸素吸入量を決める際の参考にもなります。治療で運動能力がどれくらい改善したかを確認するために、診断後も定期的におこないます。

### 検査の方法

**通路などの平地を６分間、自分にできる最大限の速さで歩きます。その間の歩行距離、酸素飽和度の変化、心拍数、息切れや脚の疲労の程度などをチェックします。**

### わかること

**□体が運動できる量（運動能力）**

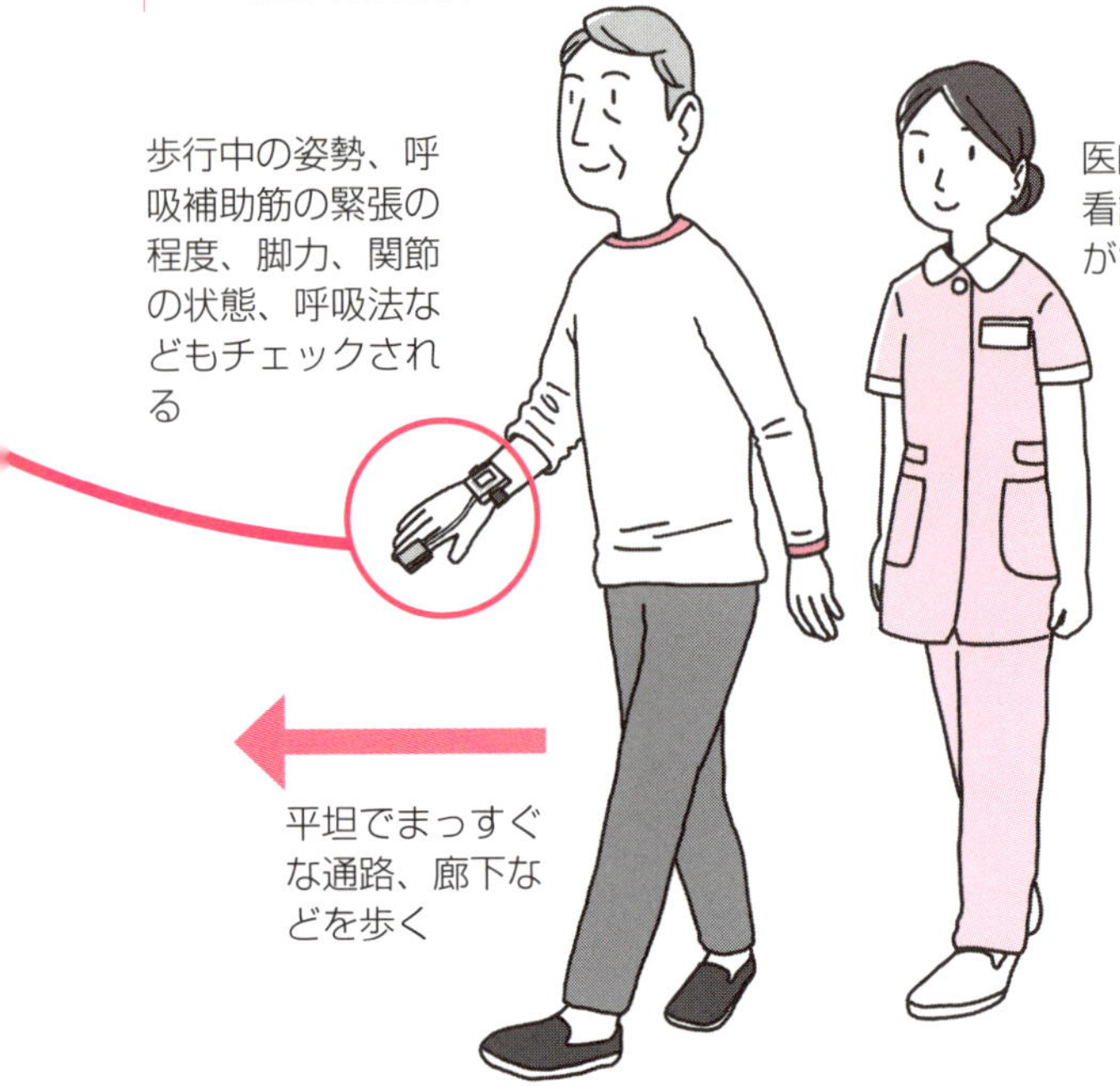
歩行中の姿勢、呼吸補助筋の緊張の程度、脚力、関節の状態、呼吸法などもチェックされる
医師の管理のもとで、看護師や理学療法士がつきそって実施
平坦でまっすぐな通路、廊下などを歩く

## パルスオキシメーターとは

**動脈血中の酸素飽和度を測定する装置です。6分間歩行試験では片方の手の手首や指先に器具をつけた状態で歩きます。**

### 検査の方法▶

酸素を運ぶのは主に、血液の赤血球に含まれるヘモグロビンです。プローブという器具を指先につけて指先に赤い光を透過させ、血液中の酸素と結合したヘモグロビンの割合「酸素飽和度」を測ります。検査結果は、本体に%で表示されます。

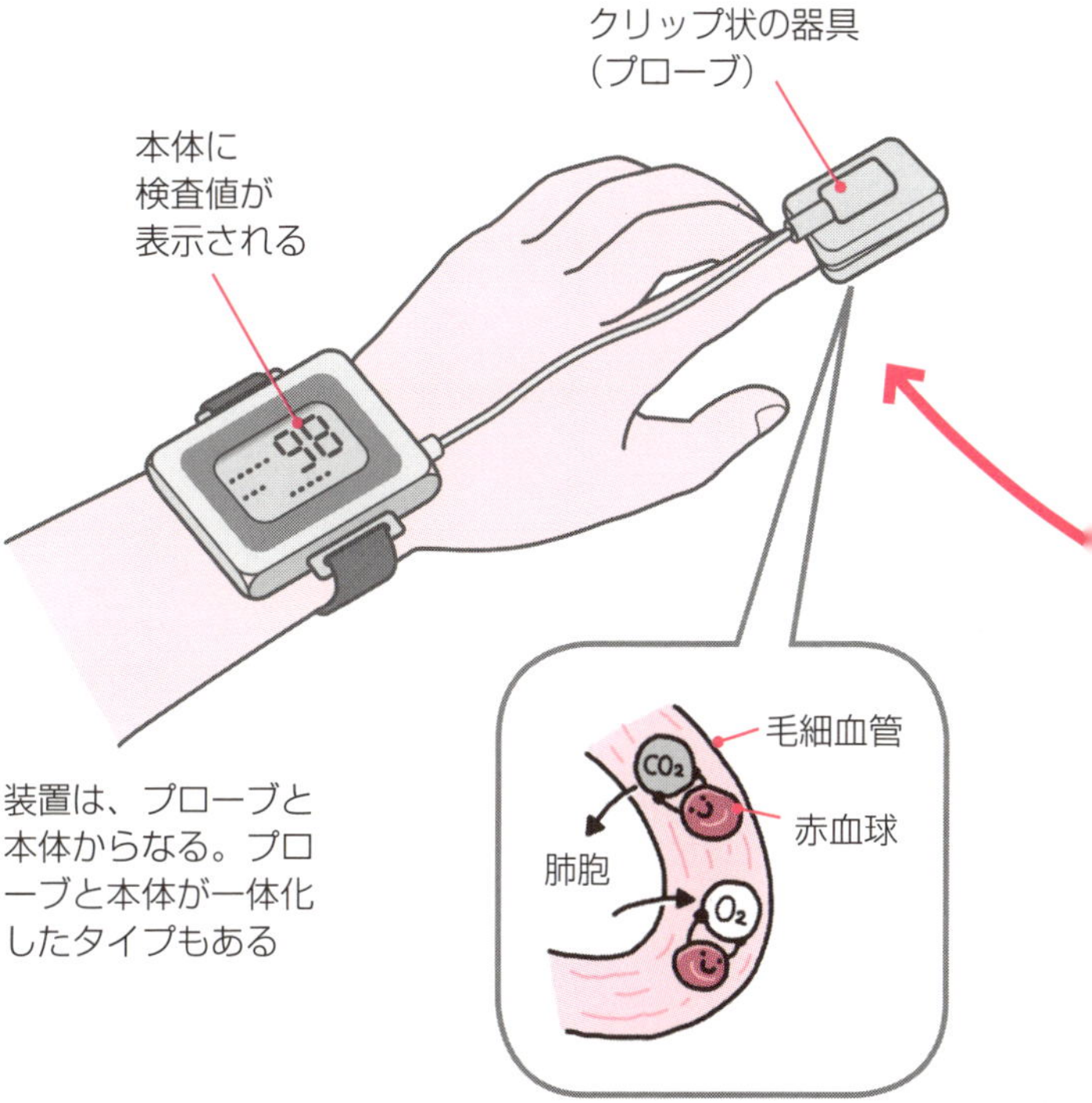


装置は、プローブと本体からなる。プローブと本体が一体化したタイプもある

### わかること

□酸素飽和度（$SpO_2$、サチュレーション）

| 安静時 | 労作時 |
| --- | --- |
| **96〜99%**<br>安静時は96〜99%が正常です。90%未満が続く場合は呼吸不全と判断されます。ふだんよりも3〜4ポイント低い場合は、増悪などが起こっていると考えられます。 | **90%まで**<br>運動などの労作時は、安静時よりも数値が下がり、90%までが正常値とされます。88%は、$PaO_2$（→P43）ではおよそ55Torrに相当する危険な状態です。 |

# あなたの「肺年齢」はいくつ？

## 肺の健康状態を年齢で表す

肺の機能を調べる検査には、スパイロメトリーがあります（→P38）。しかしスパイロメトリーの一秒量・一秒率といった数値だけでは、自分の肺がどれくらい悪くなっているのか、いまひとつピンとこないのが実情です。

スパイロメトリーの数値をわかりやすく表現したのが「肺年齢」です。自分の肺の呼吸機能が、どの年齢の人と同じなのかを知る目安になります。例えば、実年齢は五〇歳なのに肺年齢は七〇歳だといわれると、自分の肺の状態がいかに悪いか認識することができます。

肺年齢の計算には、日本呼吸器学会が作成した計算式を用いています。自分の身長とスパイロメトリーの一秒量の数値を元に算出できます。

最近では、検査値とともに肺年齢が表示されるスパイロメーターもあります。患者さん自身が自分の肺の状態を把握しやすくなっています。

▼今後の予測

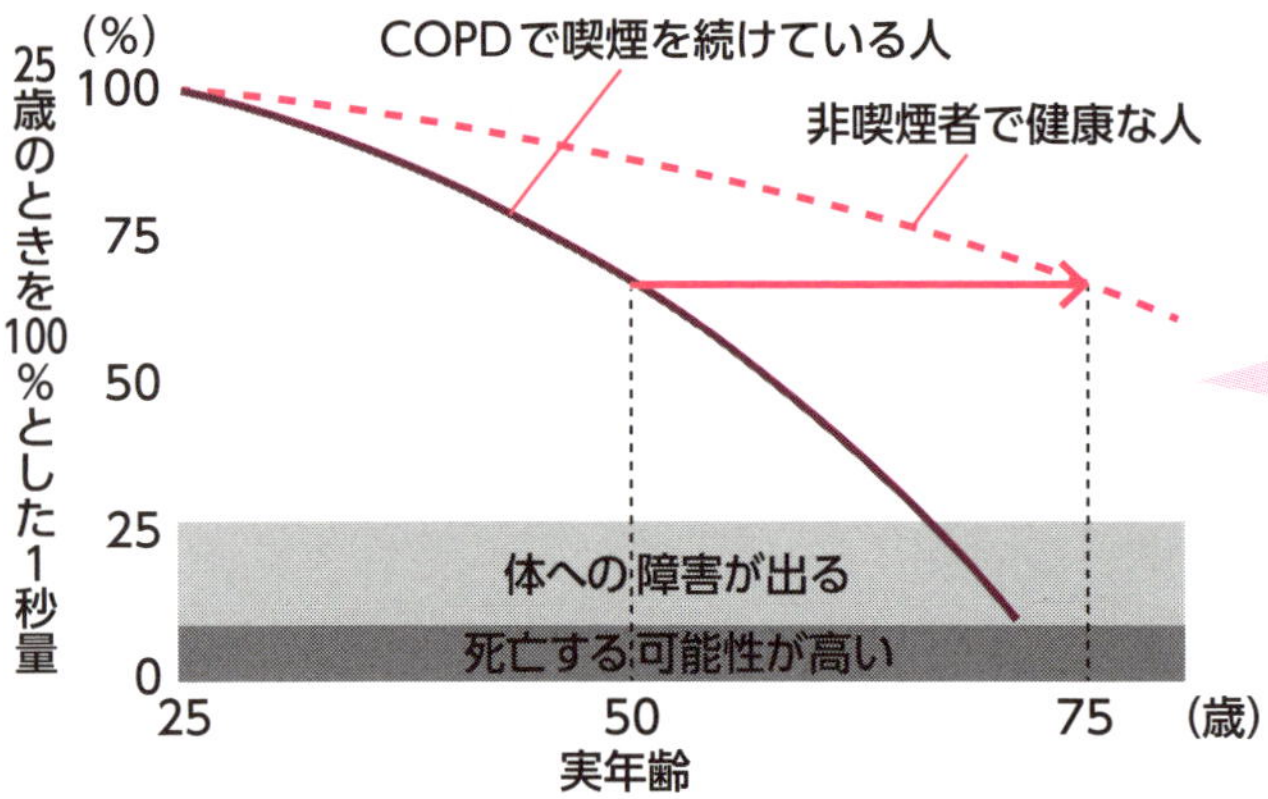


実年齢が50歳でも肺機能が75歳と同レベル（肺年齢75歳）の場合、禁煙も治療もせずに放置すれば、呼吸機能が急激に低下してしまう

### 肺年齢の計算式

（18～95歳）

**男性**

肺年齢＝（0.036×身長〈cm〉－1.178－1秒量〈L〉）÷0.028

**女性**

肺年齢＝（0.022×身長〈cm〉－0.005－1秒量〈L〉）÷0.022

# 第3章

# 息苦しさを改善する——禁煙と薬物療法

COPDでは、運動をすることで息切れが改善します。
しかし、息切れがつらいのに、運動なんて……
そんなふうに思う人は多いものです。
まずは禁煙や薬で症状を改善することで、
動ける体をつくる準備をしましょう。

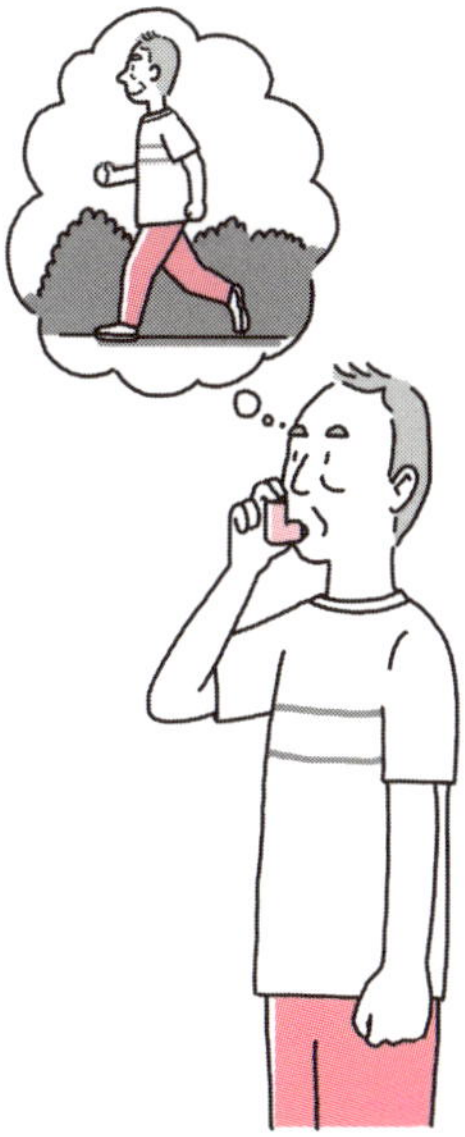

治療の目標

# 息苦しさを改善して動ける体をつくる

COPDは、治療が可能な病気です。体が良好な状態を長く維持するために、治療の目標をしっかりと把握しましょう。

## COPD治療の目標

COPDでは、下記を目標として治療します。COPDとは長いつきあいになるので、患者さん自身が積極的に病気と向き合うことが重要です。

**悪化を防ぐ**
COPDの進行を抑えると同時に、増悪を防いで体の状態を悪化させないようにする

**動ける体をつくる**
息切れを改善して動ける体にする。運動能力を改善し、身体活動性が高まると、呼吸機能も良好に保てる

**症状を改善する**
症状を改善し、生活の質（QOL）を高める。特に息切れの改善は、身体活動性を高めるうえで不可欠

**自己管理**
悪化予防や症状の改善、体づくりのための知識や能力を身につけ、患者さんが自分で実践する

### 自分で管理して長く元気に暮らす

COPDの患者さんは、息切れのせいで体をあまり動かさなくなり、日常の生活動作も必要最低限になりがちです。そのままでは全身の筋肉が衰えて、体力も低下してしまいます。

一度壊れた肺の組織は、元には戻りません。しかし、適切な治療を続ければ、よい状態を維持しながら活動的な生活を続けることができます。COPDの治療は長く続くため、患者さん自身がCOPDという病気を知り、病気の管理法を自分で考え実践する「自己管理（セルフマネジメント）」が欠かせません。

## よい循環をつくる

治療目標を達成することによって、よい循環をつくることができ、体を良好な状態に保ち生活の質が改善します。

**現在**

### COPDの症状がつらい

咳や痰が多い、息切れが起こって苦しいといった症状があると、日常生活に支障をきたし生活の質が低下します。特に息切れは、日常生活への影響が大きい症状です。

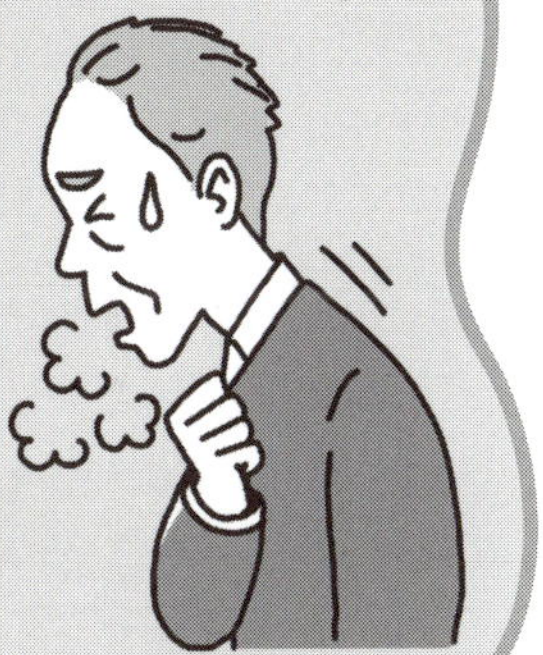

息切れがあると体を動かすのがつらくなり、座りっぱなしや寝たきりの生活になりやすい

**治療を始める**

### 症状が治まる

息切れなどの症状が改善すると、体を動かすのが楽になります。自分のことが自分でできるようになり、生活の質も改善されます。

### 動きやすくなる

症状が和らぎ運動能力が高まると、ふだんの生活も楽になり、運動療法にもより積極的に取り組めるようになります。

**将来**

### COPDの進行が抑えられる

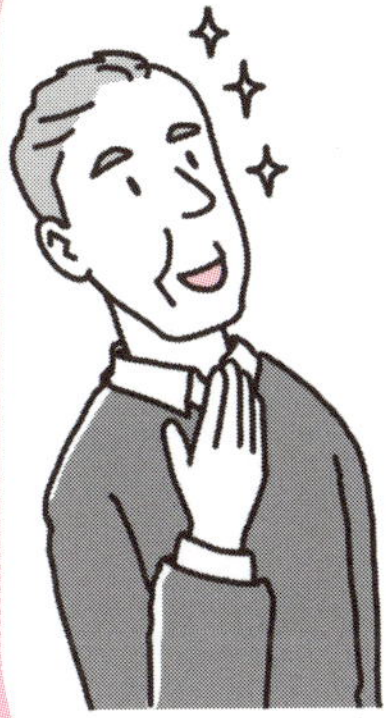

COPDのコントロールがうまくいくと、進行が抑えられ、体調を悪化させる増悪も防げます。そうなれば、長く元気に生活することも可能に。

患者さんが自分でCOPDをコントロールし、体調がよくなることを実感すると、自信をもって治療を続けられるようになる

## 自己管理が欠かせない

良好な状態で循環させるには、自己管理が重要です。他人任せではうまくいきません。患者さん自身が、COPDをコントロールしようと積極的に考えることが必要です。

# 禁煙し、薬を使いつつ運動する

COPDで壊れた肺は、元の健康な状態に戻すことはできません。しかし、息切れなどの症状は薬や呼吸リハビリなどの治療で改善できます。

## 治療を始める時期

COPDの治療を始める時期を、薬物療法とそれ以外の治療法でみてみましょう。薬物療法以外の治療法は専門的には「非薬物療法」といい、「呼吸リハビリテーション（呼吸リハビリ→P67）」が中心です。

軽度 → 重度

**COPDの重症度▶**

COPDの病期（→P39）に加え、息切れの重症度（→P15）や増悪の頻度などから総合的に判断される

- 息切れ、増悪の重症度・頻度
- 1秒量（%1秒量）、運動能力、身体活動性

**薬物療法▶**

COPDの重症度に合わせて、薬を段階的に追加していく

- 必要に応じてSABA（SAMA）頓用
- LAMA（LABA）
- LAMA+LABA（のみ薬の追加）
- ICS併用（ACOの場合→P30、60）

**非薬物療法▶**

禁煙は最重要で必須の治療。呼吸リハビリで、運動し食生活を改める。どれも自己管理することが重要。外科療法もあるが、現在はほとんどおこなわれていない

- 病気の理解、活動的な生活（→P12、P26）
- 禁煙
- 増悪予防
- 呼吸リハビリ
- 在宅酸素療法
- 外科療法

（日本呼吸器学会『COPD（慢性閉塞性肺疾患）診断と治療のためのガイドライン［第5版］2018』メディカルレビュー社を元に作成）

## 自己管理教育を受けて治療を始めるのが理想

　中等度以上のCOPDでは、すでに全身が衰えている人も珍しくありません。治療には、禁煙や薬物療法だけでなく、呼吸リハビリが必要です。

　呼吸リハビリでは、主に運動療法や栄養療法をおこない、自己管理をしながら進めていきます。COPDの患者さんでは、軽度から重度までいずれの人も効果があります。

　治療を始めるときには、医療機関で自己管理教育を受けるのが理想です。定期的に受診して医師の評価を受けながら、自宅で治療を続けます。

### ▼自己管理の8つのポイント

　禁煙をして薬を使い、呼吸リハビリをおこないます。「評価」という医師による病状や治療効果の客観的な判断を元に、自己管理をしていきます。

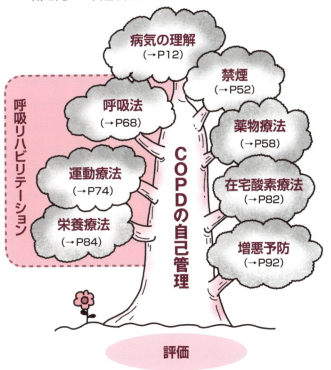

病気の理解
(→P12)
禁煙
(→P52)
呼吸法
(→P68)
薬物療法
(→P58)
運動療法
(→P74)
在宅酸素療法
(→P82)
栄養療法
(→P84)
増悪予防
(→P92)
呼吸リハビリテーション
COPDの自己管理
評価


### 東京女子医科大学八千代医療センターの自己管理教育

　自己管理教育は、患者さん一人ひとり個別に、外来でおこなわれます。内容は、病気や治療を理解するための指導（左記）のほか、家庭での運動指導が毎週含まれます。

　初日は医師の評価を受け、ふだんの生活や運動の状況、抑うつなどの状態を伝え、病気の管理のしかたの指導を受けます。八週間、病気への理解を深めて、自宅でも指導された治療を実践。八週間目に評価を受け、問題なければ修了です。

　修了後も自宅で治療を続け、定期的な受診の際、必要に応じて指導を受けます。

**▼指導の内容**（担当）

① **病気の管理**（呼吸器内科医）
② **運動療法**（理学療法士）
③ **吸入指導**（薬剤師）
④ **栄養指導**（管理栄養士）
⑤ **日常動作指導**（作業療法士）
⑥ **増悪**（看護師、呼吸器内科医）
⑦ **在宅酸素療法**（呼吸器内科医）
⑧ **修了証授与**（呼吸器内科医）

**禁煙**

# 新型タバコもNG。禁煙は必須の治療法

COPDは「タバコ病」ともいわれるほど喫煙者に多い病気です。病気がわかっても禁煙しない人が少なくありませんが、治療には禁煙が絶対に不可欠です。

## 最も効果的で、唯一の根本治療

禁煙は最も効果的な治療です。気管支や肺胞の炎症を抑え、COPDの進行をくい止めることができます(→P16)。重度の患者さんでも余命が延びるなどの効果があり、すべての病期で禁煙は有効な手段となります。

## 喫煙したままでは治療の意味がない

喫煙したままだと薬の効きが悪くなり、肺炎などの呼吸器の感染症にもかかりやすくなります。喫煙は食欲低下を招きやすく、もともと悪い栄養状態がさらに悪化します。禁煙しないと治療の意味がないのです。

## 効果

- 呼吸機能の悪化を防ぐ
- 増悪を減らす
- 死亡リスクを下げる

ほかにも、咳や痰が減って息切れが軽減され、やせすぎの人は体重が増えます。動脈硬化の進行が抑えられ、併存症の脳卒中や心筋梗塞《こうそく》、狭心症、肺がんなどのリスクも減ります。

## いつ始めても効果がある。完全な禁煙を目指す

COPDの最大の原因は、喫煙。まさに「タバコ病」です。治療を進めるうえで、禁煙は絶対に欠かすことができない重要な要素です。しかし、患者さんのなかには医師から禁煙するように言われても、タバコを吸い続けている人もいます。

長年の喫煙習慣を改めるのは、難しいのも事実です。本数を減らしたり、ニコチンの少ない種類や新型タバコに切り替えたりと工夫している人もいますが、禁煙に勝る治療法はありません。完全に禁煙できるようにしましょう。

## 新型タバコでは「禁煙」できない

「新型タバコ」には現在、加熱式と電子という２つのタイプがあります。従来の紙巻きタバコと比べて煙が少なくクリーンなイメージで、禁煙のステップとして切り替える人が増えています。実際には禁煙に役立つとはいえず、有害物質も必ずしも少ないわけではありません。

エアロゾルは、においも少なく水蒸気のように見えるが、PM2.5やニコチン、アセトアルデヒドなどの有害物質が含まれている

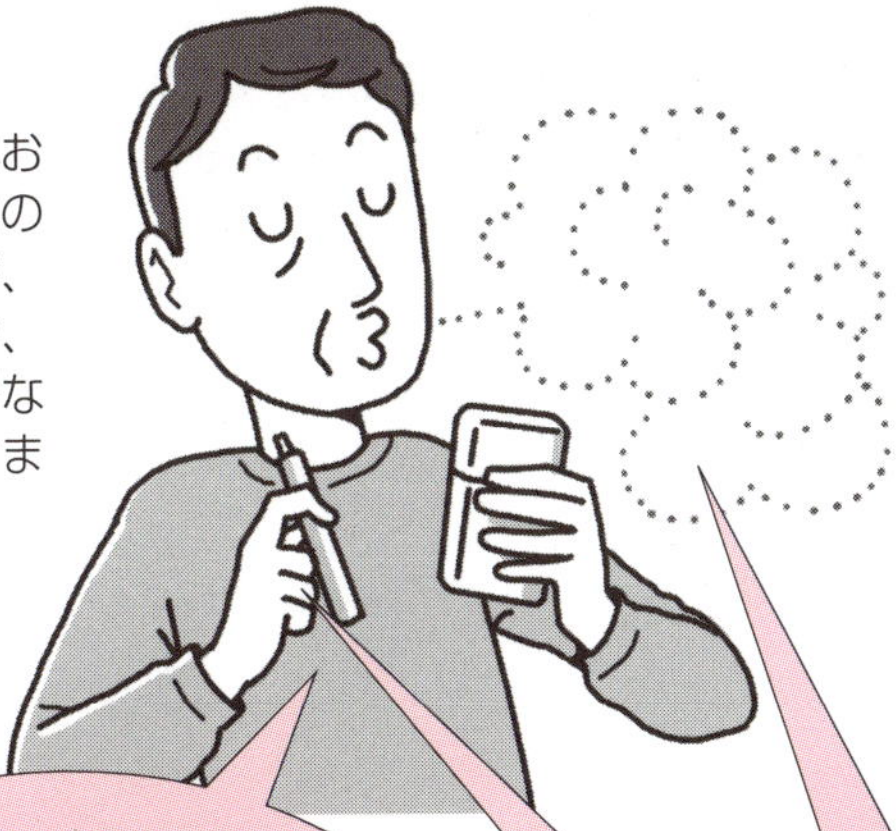

### 体への害はある

有害物質は、従来のタバコよりも含有量が減ったものもありますが、増えたり同量含まれていたりするものも。従来のタバコには入っていない成分の有害性も示唆されています。決して無害ではありません。

### 受動喫煙も発生

新型タバコは煙が見えづらく、受動喫煙の害は少ないと誤解されがち。しかし、見えづらくても「エアロゾル」という煙が発生し、有害物質が含まれることがわかっています。禁煙エリアでは絶対に吸ってはいけません。

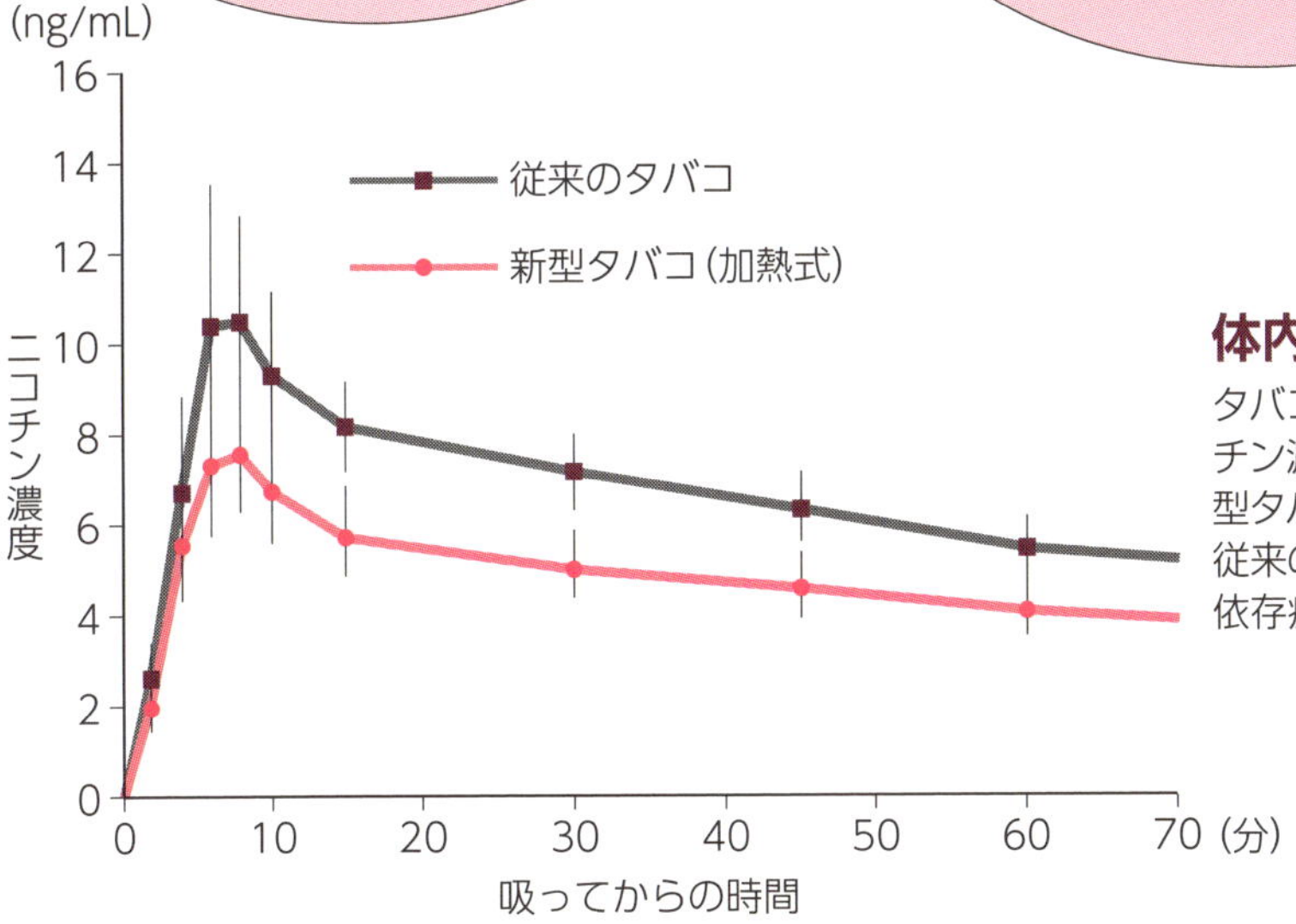


(Picavet P, Haziza C, Lama N et al. Nicotine & Tobacco Research 2016; 18: 557-563)

### 体内のニコチン濃度の変化

タバコを吸った場合の、体内のニコチン濃度の変化を示したグラフ。新型タバコ（加熱式）のグラフの形は、従来のタバコとほぼ同じ。ニコチン依存症（→P54）は改善されない

禁煙するには

# タバコでゆがんだ考えを「五つのR」で改める

禁煙が難しいのは、ニコチン依存症があるからです。本人は気づいていなくても、長年の喫煙で誤った認識が染みついていることもあるため、改める必要があります。

## ニコチン依存症が考え方をゆがませる

タバコに含まれる有害物質のなかでも、ニコチンは依存性が非常に強い物質です。喫煙者は、誤った考えにとらわれて禁煙が妨げられがちです。考えを解きほぐすには「5つのR」の視点でタバコを見直します。

### 害は少ない

●今さらやめても変わらない
●がんにならない人もいる

喫煙者でも長寿で元気な人もいる、などと理由を無理やり見つけ、納得してしまう。高齢者では、今さら禁煙してもむだだと思っている人も多い

### Risks
タバコの害は極めて大きい

喫煙の危険性を具体的に知りましょう。多量の有害物質が含まれ、全身に病気が起こり悪化させる、とタバコの害や危険性を正しく認識してください（→P16）。

### Relevance
自分の体と関連づける

一般論や他人の例ではなく、自分の体の状態と結びつけて考えてみてください。咳や痰、息切れで苦しいのは、タバコで肺や気管支が壊れているせいだと気づきましょう。

禁煙に失敗するのはニコチン依存症のせいであって、自分が悪いのではありません。挫折する人はとても多いのです。失敗しても諦めずに、何度でもチャレンジしましょう。

## 禁煙に成功するきっかけは人それぞれ

　長年喫煙を続けてきた人にとって、医師から禁煙をすすめられても簡単にやめられるものではありません。やめたいと思いながらも、タバコを吸ってしまう人もいます。

　禁煙へのきっかけになるのは、「五つのR」です。特に、禁煙が必要な理由を理解し、禁煙のメリットと喫煙のデメリットを正しく知ることで成功する人が多いようです。

　なぜ、自分はタバコを吸わないではいられないのかがわかれば、「タバコを吸わないとストレスがたまる」といった心理的な依存を軽くすることもできます。

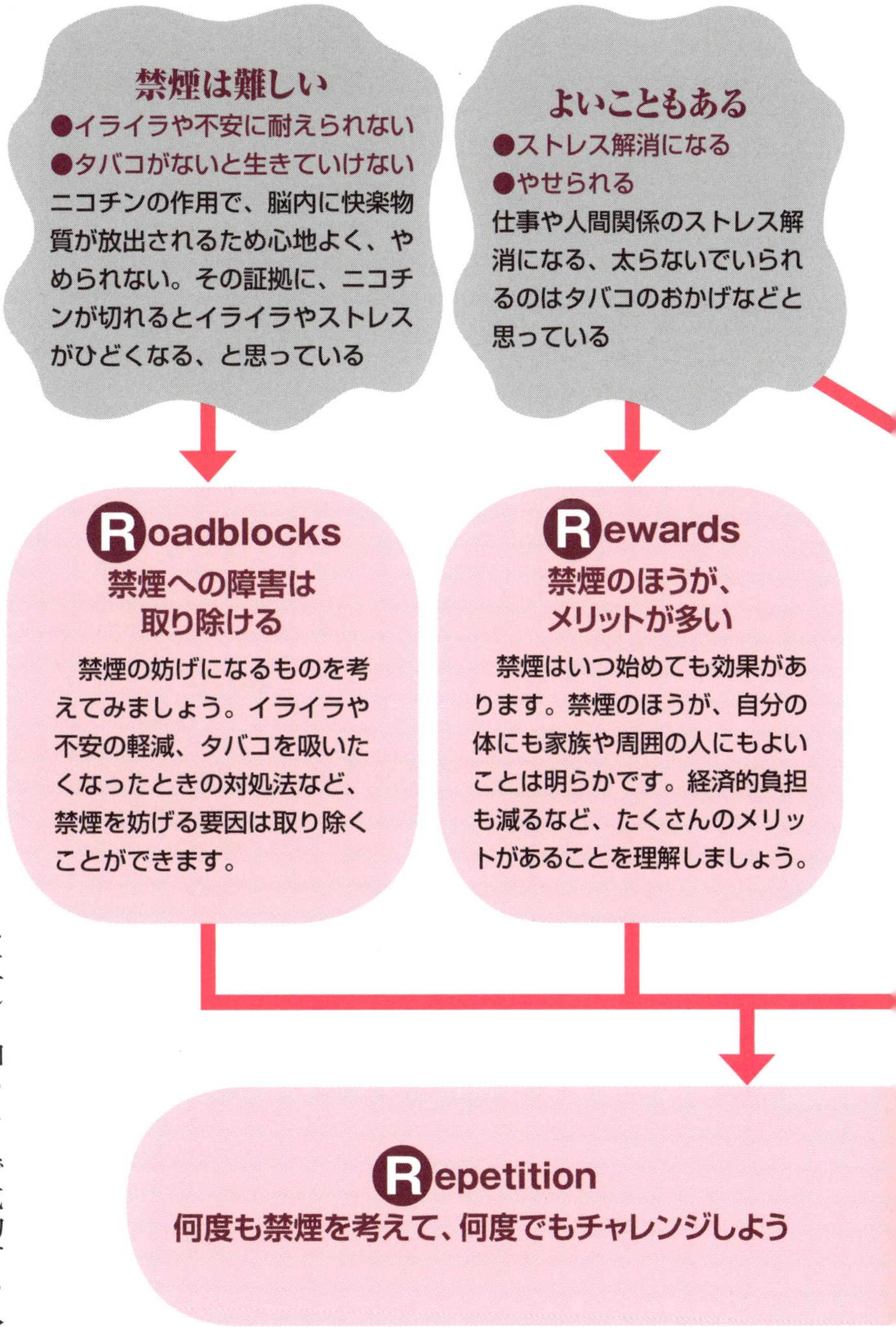
禁煙は難しい
●イライラや不安に耐えられない
●タバコがないと生きていけない
ニコチンの作用で、脳内に快楽物質が放出されるため心地よく、やめられない。その証拠に、ニコチンが切れるとイライラやストレスがひどくなる、と思っている
よいこともある
●ストレス解消になる
●やせられる
仕事や人間関係のストレス解消になる、太らないでいられるのはタバコのおかげなどと思っている
Roadblocks
禁煙への障害は取り除ける
禁煙の妨げになるものを考えてみましょう。イライラや不安の軽減、タバコを吸いたくなったときの対処法など、禁煙を妨げる要因は取り除くことができます。
Rewards
禁煙のほうが、メリットが多い
禁煙はいつ始めても効果があります。禁煙のほうが、自分の体にも家族や周囲の人にもよいことは明らかです。経済的負担も減るなど、たくさんのメリットがあることを理解しましょう。
Repetition
何度も禁煙を考えて、何度でもチャレンジしよう

禁煙外来

# タバコ代と禁煙の治療費を比べると

禁煙を自分の力だけで成し遂げるのが困難なときは、禁煙外来にかかると有効です。自分ひとりで取り組むよりも楽に禁煙でき、成功率も高くなります。

## ニコチン依存症は病気の一つ。医療機関で治療を

禁煙をはばむ大きな原因となるのが、ニコチン依存症です。ニコチンは依存性が非常に強く、タバコをやめるとさまざまな離脱症状が出て、禁煙が困難になります。これは病気なので、医療機関で治療できます。

### ▼健康保険が適用される人

- ただちに禁煙しようと考えている
- ニコチン依存症スクリーニングテスト（TDS）で「ニコチン依存症」と診断されている
- 35歳以上で、1日の喫煙本数×喫煙年数（ブリンクマン指数）が200以上である（35歳未満の人は問わない）
- 禁煙治療を受けることを文書により同意している

条件は上記のとおりで、35歳未満でも適用可能。過去に禁煙を失敗した人も、前回の禁煙外来の受診日から1年以上経過していれば健康保険が再度適用されます。

**ニコチン依存症スクリーニングテスト（TDS）**

下記10の質問に5つ以上当てはまれば、ニコチン依存症と診断される

①自分が吸うつもりよりも、ずっと多くタバコを吸ってしまうことがありましたか
②禁煙や本数を減らそうと試みて、できなかったことがありましたか
③禁煙や本数を減らそうとしたときに、タバコがほしくてたまらなくなることがありますか
④禁煙や本数を減らしたときに、次のいずれかの症状がありましたか――イライラ、神経質、落ち着かない、集中しにくい、憂うつ、頭痛、眠気、胃のむかつき、脈が遅い、手のふるえ、食欲または体重の増加
⑤④の症状を消すために、またタバコを吸い始めることがありましたか
⑥重い病気にかかったとき、タバコはよくないとわかっているのに吸うことがありましたか
⑦タバコで自分に健康問題が起こっているとわかっていても、吸うことがありましたか
⑧タバコで自分に精神的問題が起こっているとわかっていても、吸うことがありましたか
⑨自分はタバコに依存していると感じることがありましたか
⑩タバコが吸えないような仕事やつきあいを避けることが何度かありましたか

## 禁煙が難しいのは自分のせいではない

禁煙に失敗すると、自分の意志の弱さを責めたり落ち込んだりする人がいますが、失敗は自分のせいではありません。

ニコチンには強い依存性があ

り、タバコをやめると離脱症状が現れます。イライラしたり不安になったりするのはそのためです。しかし、離脱症状は治療で軽減できます。禁煙外来などを受診するか、かかりつけ医に相談して、治療をすぐに始めましょう。

禁煙治療は、初回、二・四・八・一二週の計五回受診します。成功率は七～八割です。もし失敗してもあきらめず、何度でも挑戦しましょう。

**受診や薬にかかる費用*1**

**●ニコチンパッチ……約1万3000円**

**●バレニクリン………約1万9000円**

上記は8～12週間分の禁煙治療にかかる金額。1日に1箱の喫煙をする場合、タバコ代は8～12週間で約3～4万円。タバコの出費に比べれば、受診や薬にかかる費用は安いといえます。

＊1 初診・再診料＋ニコチン依存症管理料＋院外処方箋料＋薬代などの合計で、3割負担の場合
＊2 1箱500円と仮定（2019年10月現在）

## 禁煙補助薬を利用する

**多くの場合ニコチンの離脱症状を緩和するために、禁煙補助薬を用います。下記の3種類があり、医師と相談して処方してもらいます。最も効果が高いのはのみ薬で、禁煙の成功率は服用しない場合の約３倍です。**

| 種類 | 長所 | 短所・副作用 |
|---|---|---|
| ニコチンパッチ（貼付薬） | 使用法が簡単で、ニコチンの血中濃度を安定させやすい。食欲抑制効果もあり、体重増加を抑えられる | 急激な喫煙欲求には対処できない。汗をたくさんかく人やスポーツをする人は使いにくい。高濃度のものは皮膚の赤みやかゆみ、不眠が起こることがある |
| ニコチンガム | 短時間で効果が現れ、ニコチンの摂取量も自分で調節しやすい。口寂しさの解消にもなる。食欲抑制効果があり、体重増加を抑えられる。処方箋なしでも購入できる | 正しいかみ方を覚える必要がある。歯の状態、職種によっては使用が難しいことがある。口の中の刺激感、吐き気、口内炎などの副作用がある |
| バレニクリン（のみ薬） | 使用が簡単。ニコチンが含まれておらず、心臓病など循環器疾患のある人にも使いやすい。離脱症状だけでなく、喫煙による満足感を抑える効果がある | 突然の喫煙欲求に対処できない。吐き気、頭痛、便秘、不眠、異常な夢、めまい、傾眠、おなかが鳴るなどの副作用がある |

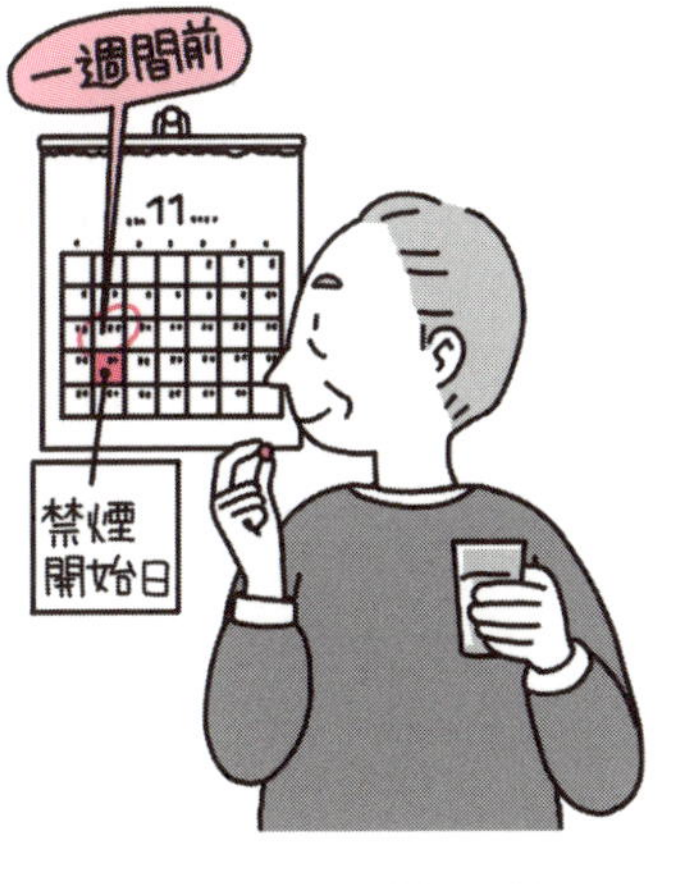


バレニクリンは、禁煙開始日の1週間前から服用を始める。タバコを吸っても「おいしい」と感じなくなる。車の運転時に意識をなくす事例があるため、服用時は運転してはいけない

薬物療法① 基本

# 気管支拡張薬の吸入薬を使うのが基本

COPDの薬物療法では、気管支拡張薬が第一に選ばれます。気管支を広げる作用があり、息切れや息苦しさを改善して楽に体を動かせるようにします。

## COPDの重症度に合わせて選ばれる

**気管支拡張薬にはいくつかの種類があり、COPDの重症度によって使い分けます。効果の持続時間も、長時間のものと短時間のものがあり、息切れなどの症状の程度や運動時などの状況によって選択されます。**

薬は2019年10月現在のもので、●一般名（商品名）で示す。商品名が複数あれば、代表的なものを掲載する。商品名の「Ⓡ」マークは省略する

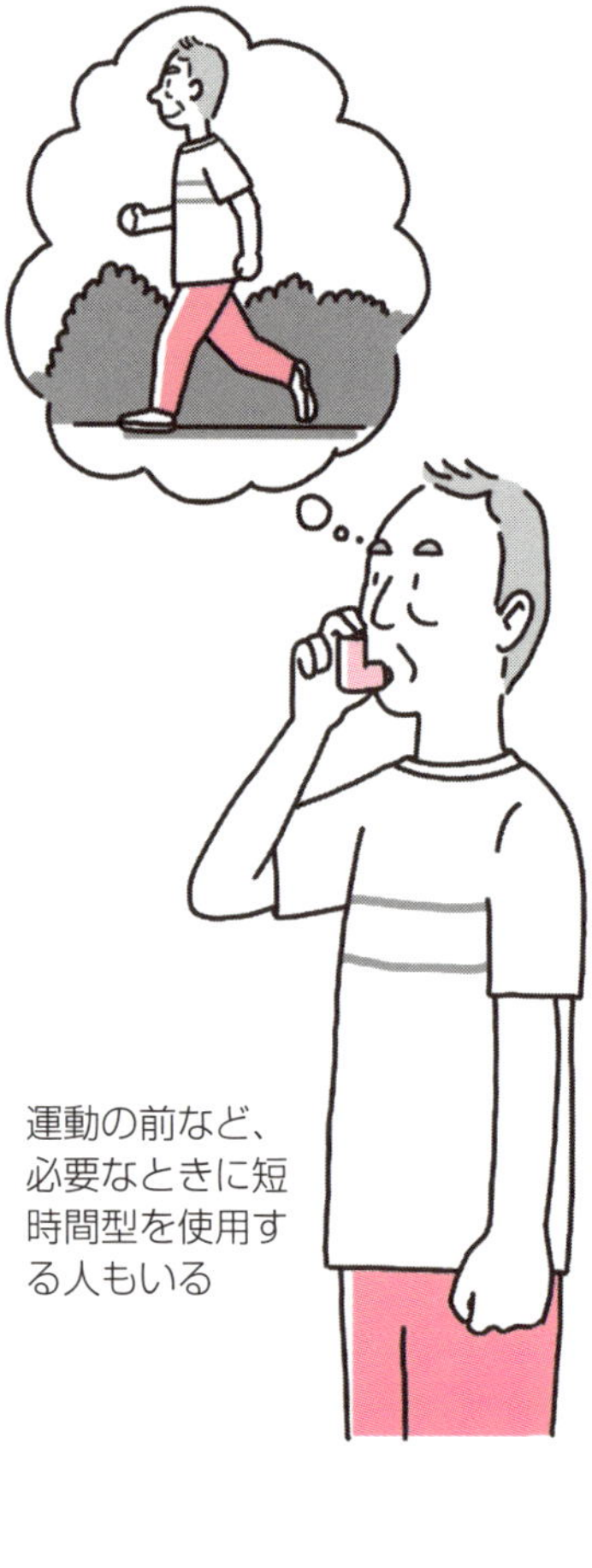

運動の前など、必要なときに短時間型を使用する人もいる

### 軽度　坂道で息切れ

**SABA**（短時間作用性$\beta_2$刺激薬）

- ●**プロカテロール**（メプチン）
- ●**サルブタモール**（サルタノールなど）

**または**

**SAMA**（短時間作用性抗コリン薬）

- ●**イプラトロピウム**（アトロベント）

SABAまたはSAMAを、必要なときだけ吸入する。SABAを使うことが多い

**副作用：**SABAでは、まれに動《どう》悸《き》やふるえなどがある。SAMAは口の渇き、前立腺肥大症のある人は排尿困難が起こることがある

## 中等度以上も運動時にはSABA・SAMAを使う

短時間作用性の薬は、主に軽度の人に用いられます。中等度以上で運動などの労作時に息切れが起こる場合は、その対策としてSABAが用いられることもあります。

### 重度　日常生活で息切れ

**LAMA** または **LABA**

↓ 改善しなければ

**LAMA＋LABA**

- ●グリコピロニウム／インダカテロール（ウルティブロ）
- ●ウメクリジニウム／ビランテロール（アノーロ）
- ●チオトロピウム／オロダテロール（スピオルト）
- ●グリコピロニウム／ホルモテロール（ビベスピ）

基本的には中等度と同じだが、最初からLAMAとLABAを併用することもある。併用することで、1種類を増量するよりも効果が高く、副作用のリスクが少なくて済む

↓ 改善しなければ

**LAMA＋LABA** ＋ **のみ薬**（テオフィリン）

- ●テオフィリン（テオドール、テオロング、ユニフィルなど）

改善しなければ、LAMAとLABAの併用に加え、のみ薬のテオフィリンを追加。必要に応じて吸入ステロイド薬を追加することもある（→P60）

### 中等度　平地で息切れ

**LAMA**（長時間作用性抗コリン薬）

- ●チオトロピウム（スピリーバ）
- ●グリコピロニウム（シーブリ）
- ●アクリジニウム（エクリラ）
- ●ウメクリジニウム（エンクラッセ）

**または**

**LABA**（長時間作用性$\beta_2$刺激薬）

- ●サルメテロール（セレベント）
- ●インダカテロール（オンブレス）
- ●ホルモテロール（オーキシス）

基本的にはLAMAが最初に選ばれ、前立腺肥大症や緑内障がある場合にLABAが選択されることもある。症状が改善しない場合は併用する

**副作用：**LAMAでは口の渇き、前立腺肥大症のある人は排尿困難が起こることがある

## 吸入薬でピンポイントに気管支を広げる

治療に用いられる気管支拡張薬には、主に「$\beta_2$刺激薬」と「抗コリン薬」があります。二つの薬を中心に、症状に応じてテオフィリンや吸入ステロイド薬などの薬を追加するのが一般的です。治療効果が不十分の場合、薬の量ではなく複数の薬を併用します。

$\beta_2$刺激薬と抗コリン薬は、どちらも吸入薬が用いられます。吸入薬はのみ薬よりも気管支の局所に作用して気管支を広げる効果があり、副作用を最小限に抑えるのに適しているからです。増悪を抑制する効果もあります。

副作用は、$\beta_2$刺激薬では動悸やふるえのほか、心血管の病気のリスクを高めることがあります。抗コリン薬では口の渇きや前立腺肥大症の人の排尿困難、緑内障の悪化といった副作用があります。ただ、吸入薬ではこうした副作用は比較的少ないとされています。

**薬物療法②追加**

# 吸入ステロイド薬や去痰薬を追加することも

吸入ステロイド薬は、ぜんそくを合併している人や増悪をくり返す人に用いられることがあります。COPDに対しては単独では効果がなく、気管支拡張薬と併用されます。

## 増悪をくり返す人に吸入ステロイド薬

**吸入ステロイド薬（ICS）は、単独ではCOPDには効果がありませんが、気道の炎症を抑える効果に優れています。増悪をくり返す人やぜんそくを伴う人（ACO）に有効で、LAMAかLABAとの併用、あるいは3剤を併用することもあります。**

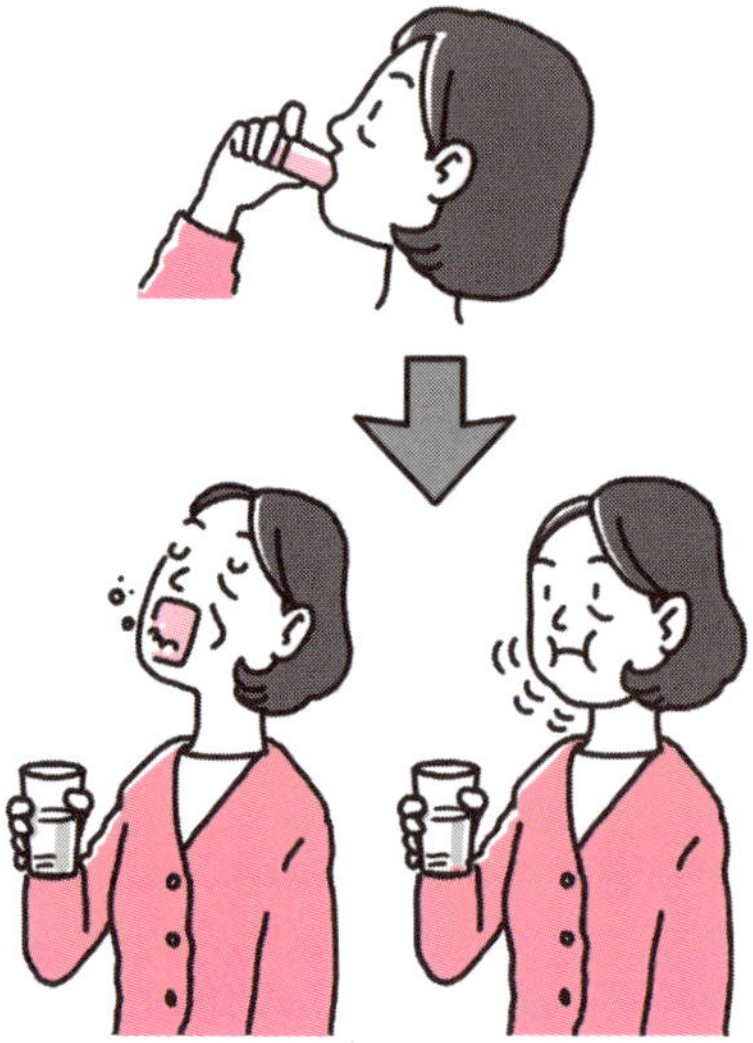

吸入ステロイド薬は、口やのどの副作用を起こす人が多い。吸入後のうがいを徹底しよう

**▼配合剤**

- **サルメテロール／フルチカゾン**（アドエア）
- **ブデソニド／ホルモテロール**（シムビコート）
- **フルチカゾン／ホルモテロール**（フルティフォーム）
- **フルチカゾン／ビランテロール**（レルベア）
- **フルチカゾン／ウメクリジニウム／ビランテロール**（テリルジー）
- **ブデソニド／グリコピロニウム／ホルモテロールフマル**（ビレーズトリ）

**吸入ステロイド薬にはLABAとの配合剤があり、これがよく用いられている。LAMA＋LABA＋吸入ステロイド薬という3剤の配合剤もある**

### COPDに対しては増悪予防が目的

COPDは、増悪をくり返す人ほど病気が進行し、重症化しやすくなります。増悪を起こさせないために、ふだんから薬物療法を続けることが重要です。

吸入ステロイド薬は気道の炎症を抑え、ぜんそくを合併して

## 去痰薬や抗菌薬が使われることもある

痰が多い人や増悪をくり返しやすい人には、追加で去痰薬やマクロライド系抗菌薬が用いられます。この2つは増悪予防に効果があります。

### 去痰薬 （喀痰《かくたん》調整薬）

痰が多いと、咳が増えたり呼吸困難が起こりやすくなったりして増悪の原因になります。去痰薬には、痰の分泌を抑える・痰の粘り気をとって排出しやすくする作用に加えて増悪の抑制作用があります。

**▼主なのみ薬**

- ●カルボシステイン（ムコダイン）
- ●ブロムヘキシン（ビソルボン）
- ●フドステイン（クリアナール、スペリア）
- ●アンブロキソール（ムコソルバン、ムコサール）

痰の分泌を抑える作用がある。副作用は食欲不振や下痢、発疹などがあるが、比較的少ない

### マクロライド系抗菌薬

抗菌作用だけでなく炎症を抑える作用があり、痰の量の減少や増悪予防に効果があります。痰の多い人や、増悪をくり返す人に少量を用いることがあります。

**▼主なのみ薬**

- ●エリスロマイシン
- ●ロキシスロマイシン
- ●クラリスロマイシン

エリスロマイシンがよく用いられる

### 吸入ステロイド薬

**▼単剤**

- ●フルチカゾン（フルタイド、アニュイティ）
- ●シクレソニド（オルベスコ）
- ●ブデソニド（パルミコート）
- ●ベクロメタゾン（キュバール）
- ●モメタゾン（アズマネックス）

ぜんそくを合併している場合は、重症度にかかわらず吸入ステロイド薬を併用する。LAMAと吸入ステロイド薬の配合剤はないため、LAMAと併用する場合は吸入ステロイド薬の単剤を追加する。COPDに対しては単独では効果はなく、気管支拡張薬と併用する

いる人に効果的です。

痰がたまると呼吸困難や感染症の原因になるため、痰が特に多い人、痰をうまく出せない人に去痰薬は有効です。

近年の研究でマクロライド系抗菌薬には抗菌作用以外に炎症を抑え、痰を減らすなど増悪予防に効果があることがわかり注目されています。

# 正しい吸入のしかたを学ぶ

薬物療法の中心は吸入薬ですが、正しく薬を吸い込めないと十分な効果が得られません。薬についての知識や正しい使い方を医師や薬剤師に教わりましょう。

## 正しく吸入しないと効果が下がる

吸入薬は、吸い込むことで薬を気管支に取り込みます。長く使っていると薬の入れ方や吸入のしかたなどが自己流になる人がいますが、薬を正しく吸入できていないと効果が得られません。そのため、使用に際しては手技・動作を正しく理解し、身につけることが重要です。

吸入に用いるデバイス（噴霧器など）にもいくつかの種類があり、使い方が異なります。初めて使う場合はもちろん、その後も定期的に医師や薬剤師から吸入指導を受け、チェックしてもらいます。

### 八千代市の取り組み

八千代市（千葉県）では、医療機関と保険薬局が連携して吸入指導に取り組んでいます。初回処方時、医師が吸入指導依頼箋を発行します。薬局は依頼箋を元に、患者さんに吸入指導をします。方法は地域で異なるので指示に従いましょう。

**主治医から**

吸入薬を使うことになったら吸入指導の説明を受け、吸入指導依頼箋をもらいます。症状が改善されない・悪化した場合も、吸入確認のために再度発行されることがあります。

**吸入指導依頼箋**

**薬局では**

初回は吸入指導依頼箋に基づき、薬の吸入方法を教えてもらいます。2回目以降は、正しく吸入できているかのチェックを受けます。薬局から主治医へは、吸入指導報告書としてフィードバックされます。

**吸入指導報告書**

薬剤師がチェックして、正しく吸入できていないと判断した場合、報告書で主治医に薬・デバイスの変更などを提案することもある

## 正しく使うためのポイント

吸入薬は、準備や吸い方、片付け（下記）に決まりがあり、使ったあともうがいが必要です。吸入薬はデバイスごとに使用方法が異なるので、初回処方時に薬剤師の指導を受け、正しい使い方を身につけましょう。

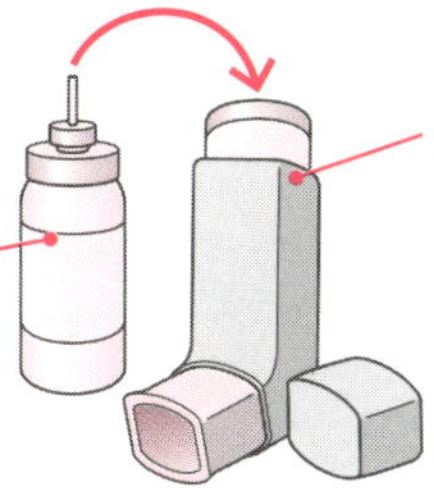
デバイスに薬を装着してから使う
デバイス
薬

### 1 薬を理解する

- 薬の名前、効果
- 吸入回数、タイミング
- うがいの必要性

など

自分が処方されている薬の名前とその効果、吸入回数や吸入タイミングなどを教えてもらいます。

### 2 吸入方法を知る

- 薬の準備
- 息を吐いてから吸入する
- 吸うタイミング
- 吸入後の息止め（3～5秒）
- 後片付け、デバイスのお手入れ
- 吸入後のうがい

など

デバイスの準備（薬の装着など）や、使用の手順について確認します。使い続けると自己流になりがちなので、2回目以降も吸い方などを確認されることがあります。

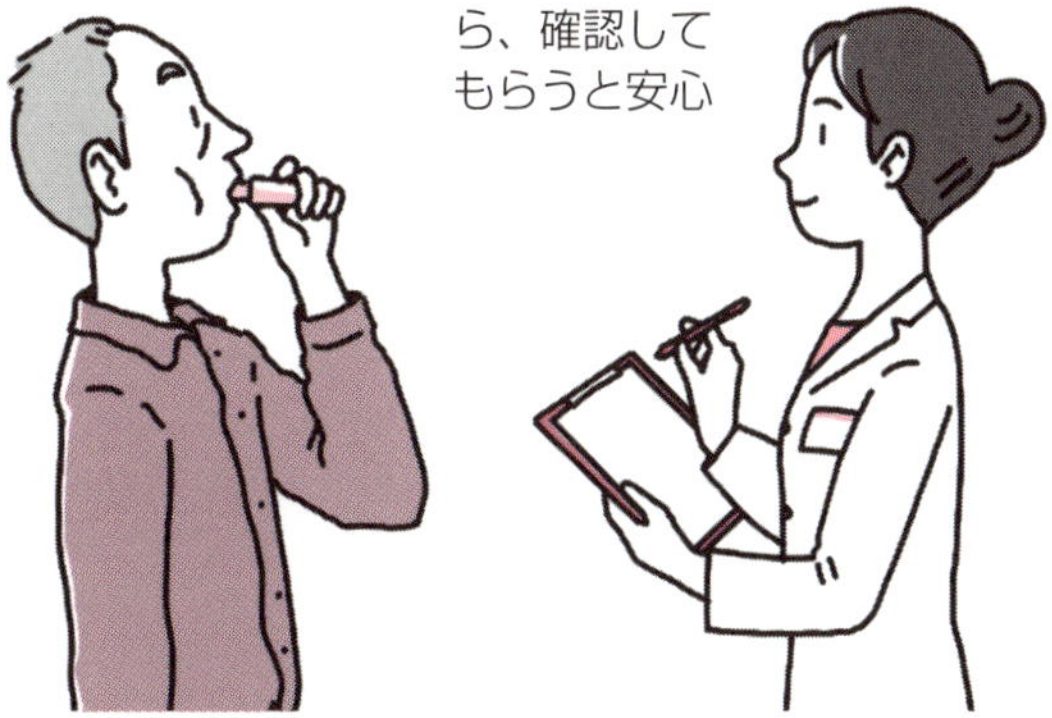
正しく使えているか心配なら、確認してもらうと安心

### 3 副作用を確認する

- 副作用の知識、有無
- 薬の使用可能回数や使用期限

など

吸入薬による副作用の説明があります。2回目以降は、副作用の有無を確認されることもあります。

**吸入後のうがいが重要**

吸入薬の使用後、薬の成分が口内や喉に残っていると副作用を起こしやすくなるため、吸入後には必ずうがいをするように指導されます。うがいができない場合は水を飲むだけでもよいでしょう。

COLUMN

# 停電や災害に備えるには

## 特に在宅酸素療法の人は綿密な計画を

大地震や大雨などの自然災害は、いつ起こってもおかしくありません。ＣＯＰＤがある人は日ごろからいざというときに備えることも重要です。

災害時には、煙やほこりなどの肺や気道を刺激する物質が増える、必要な薬が手に入らないなど、心身両面に強いストレスが加わり病状が悪化しやすくなります。

対策としては、災害時の具体的な行動を、平時に専門医やかかりつけ医と決めておくなどです。自己管理の一環として、災害時を想定して自分でもできる対処法を考えておきましょう。

ふだんの治療も災害時に生かせます。例えば、口すぼめ呼吸で不安が和らぎますし、毎日運動などを続けて活動的な生活を送ることも、災害時スムーズに避難することにつながります。

特に、在宅酸素療法（→Ｐ82）をおこなっている人は停電すると酸素供給装置が使えなくなったり、酸素ボンベの入手が難しくなったりします。

災害に備えて、補助バッテリーの準備や自家発電の設置も検討します。在宅酸素療法の担当事業者の連絡先も、すぐにわかるようにしておきましょう。

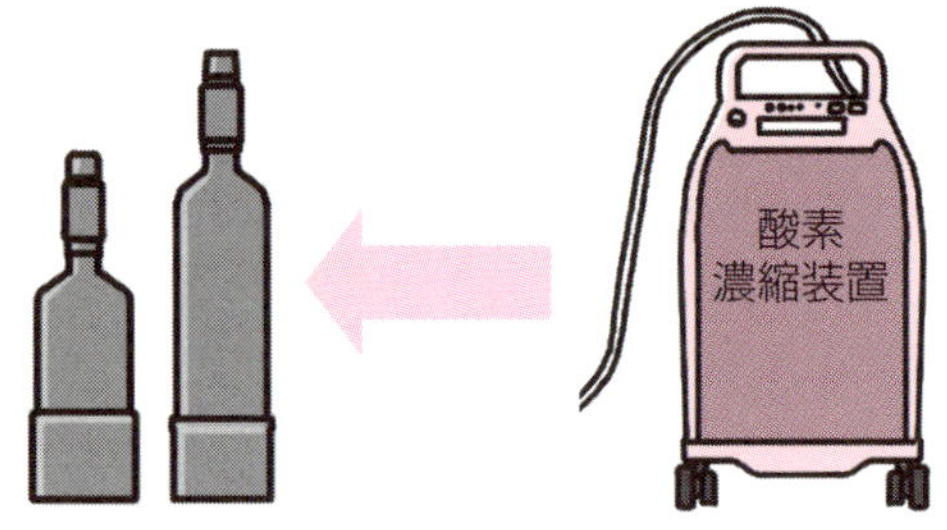


地震や大雨などで停電したら、酸素濃縮器が使えなくなる。外出用の酸素ボンベに切り替え、事業者に連絡を

# 第4章

# 動ける体をつくる ——呼吸リハビリ

COPDの人は、これまでと同じ生活では体が衰弱する一方です。
これ以上悪化させないためには、呼吸のしかたや
栄養のとり方といった生活面も改める必要があります。
動くための体づくりを意識しましょう。

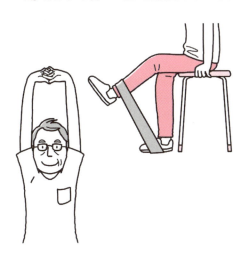

# 体力をつけて活動的に生活する

薬などで症状が改善したからといって、これまでと同じ生活ではいけません。体を少しでも良好な状態にするには、生活全般を見直し、改善する必要があります。

## 体づくりを意識しよう

COPDの進行に伴って、体が衰えやすくなります。動ける体づくりを意識して生活を見直すことが大切です。

### COPDの人の体▶

COPDにより、全身に炎症や併存症（→P28）をきたして、全身状態が悪化しています。放っておくと命の危険もあるのです。

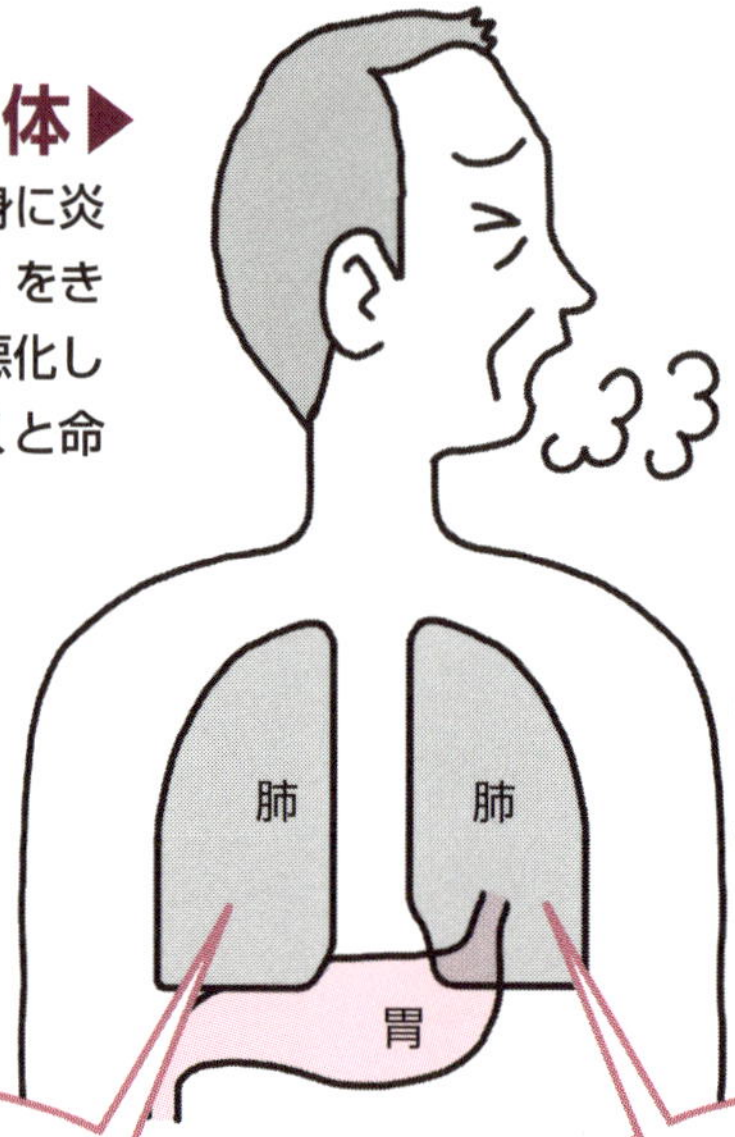
肺
肺
胃
咳や息切れだけではなく、体内の臓器にも変化が起こっている

#### 栄養不足になる

息切れによって食欲不振に陥ります。体はエネルギーが必要なのに十分な量を食べられず、栄養不足でやせてしまいます（→P84）。

**➡全身が衰弱する**

#### 肺から空気が出にくい

炎症によって気管支が狭くなったり、肺胞がつぶれたりするため、肺でのガス交換がスムーズにできなくなります。

**➡息切れが起こる**

### 毎日の生活を自分で考えて変える

禁煙や薬物療法によって、体は動かしやすくなります。COPDの治療にはそれだけでは不十分で、さらに呼吸リハビリで動ける体をつくります。

呼吸リハビリには、呼吸法や運動療法、栄養療法があります。日常生活をできるだけ活動的に送ることも重要です。自己管理教育で教わった内容をもとに、自分で考えながら日常生活を改善しましょう。

#### 呼吸器ケア看護外来で指導を受ける

COPDなど慢性的な呼吸器疾患の人を、専門の看護師が指導する看護外来を設置している医療機関もあります。

東京女子医科大学八千代医療センターの「呼吸器ケア看護外来」では、呼吸器疾患のケアを専門的に学び、認定資格を取得した「慢性呼吸器疾患看護認定看護師」が、慢性呼吸器疾患の患者さんに生活のアドバイスなどをします。

対象は在宅酸素療法や在宅人工呼吸療法をしている人、病気の管理がうまくいっていない人などです。患者さんや家族の話を聞き、疑問点に答え、解決法をいっしょに考えてくれます。

### 薬＋運動で効果が上がる

息切れで体を動かさずにいると、ますます症状が悪化します。薬に加えて呼吸リハビリで運動などをおこなうと、より体の状態がよくなり、活動的にすごせるようになります。

薬を使う → 体を動かせる → 生活が活動的に

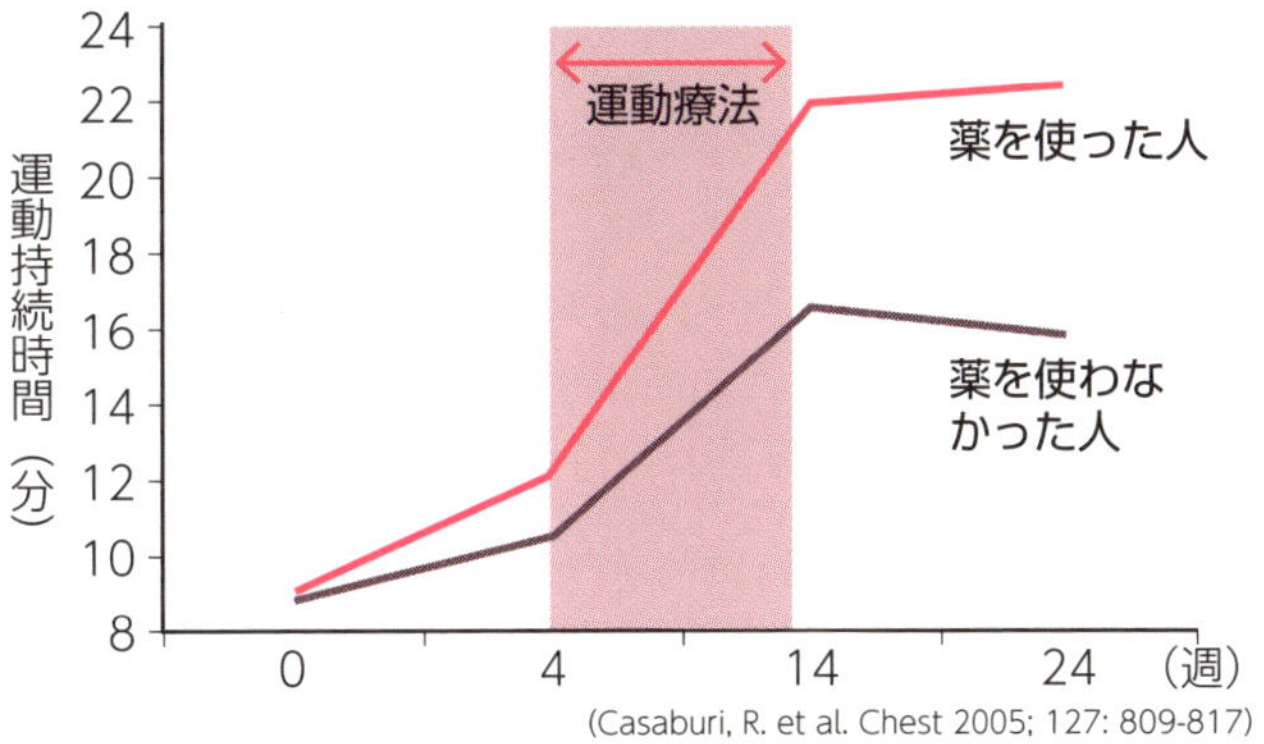


(Casaburi, R. et al. Chest 2005; 127: 809-817)

運動を続けられる時間を比べた。気管支拡張薬を使った人も使わなかった人も、運動療法で長く運動できた

**呼吸をしやすくし、体の衰えをくい止める**

呼吸法、運動、食事療法によって、息切れしない体を目指します。息切れが改善されれば動ける体になり、全身の衰えをくい止めることができます。

# 口すぼめ呼吸で呼吸が楽になる

COPDの患者さんは通常の呼吸だと、運動などをおこなうときに息切れが起こります。効率よく楽に呼吸ができる方法を覚えましょう。

## 効率的な呼吸法を身につける

健康な人は、通常呼吸には問題なく、息切れや息苦しさが起こることもありません。

しかしCOPDの患者さんは、気管支や肺胞が壊れているため、胸式呼吸で、浅く速い呼吸になっています。首や肩の筋肉を使うため疲れやすく、十分な酸素を取り込めず息切れが起こります。息切れするとますます呼吸が浅く速くなり、さらに息切れが悪化します。

「口すぼめ呼吸」は楽に効率よく呼吸ができる方法なので、ぜひ身につけておきましょう。

## 練習のしかた

気管を広げ、息切れを軽減するには、口すぼめ呼吸が適しています。まずは、あお向けで練習し、慣れたら立ったり座ったりした状態で練習します。吐く：吸う割合は2：1くらいなど、呼吸の長さや回数の楽な割合をみつけましょう。

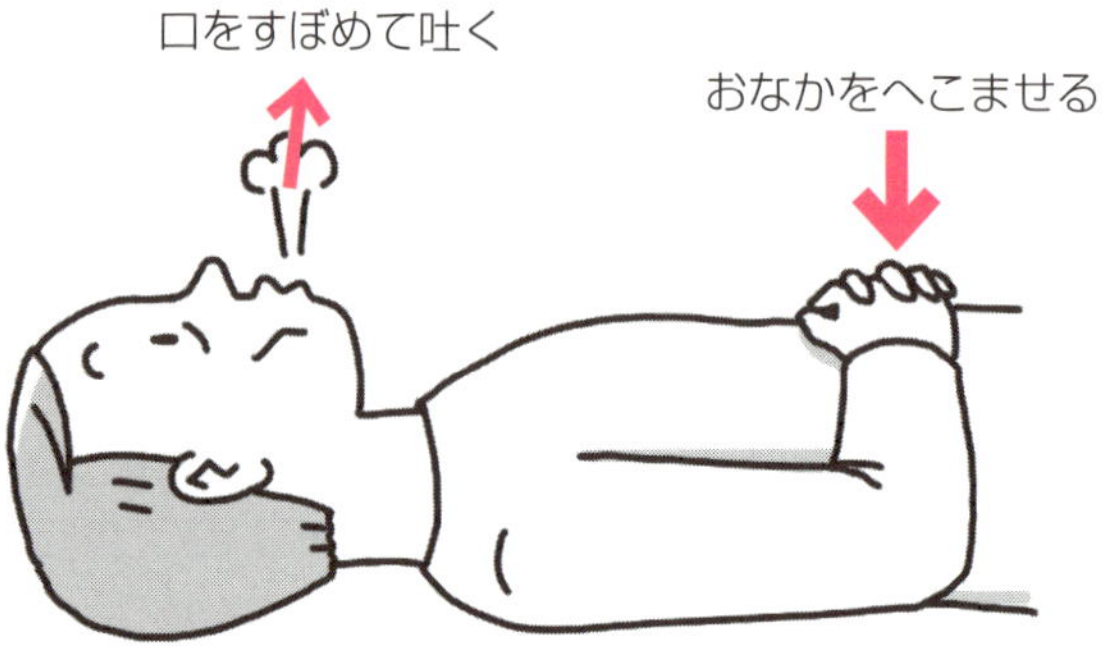


**▲口すぼめ呼吸で吐く**

鼻から吸い、軽く口をすぼめてゆっくり息を吐き、徐々に強くして吐ききる。口をすぼめすぎると息切れが強くなるため、苦しくならない程度に調節する

## 呼吸に動きを合わせる

歩くときや何か動作をするときは、呼吸に合わせると楽です。呼吸が途切れないように注意し、苦しくなったら無理をせず、休んで呼吸を整えます。速く歩くことより、長く歩くことを目指しましょう。

### ▼歩くとき

歩き出す前に息を吸う。息を吐きながら４歩、息を吸いながら２歩進む。吐く：吸うテンポは、３：１や５：２が楽な人もいる。自分が楽に呼吸できるテンポで歩く

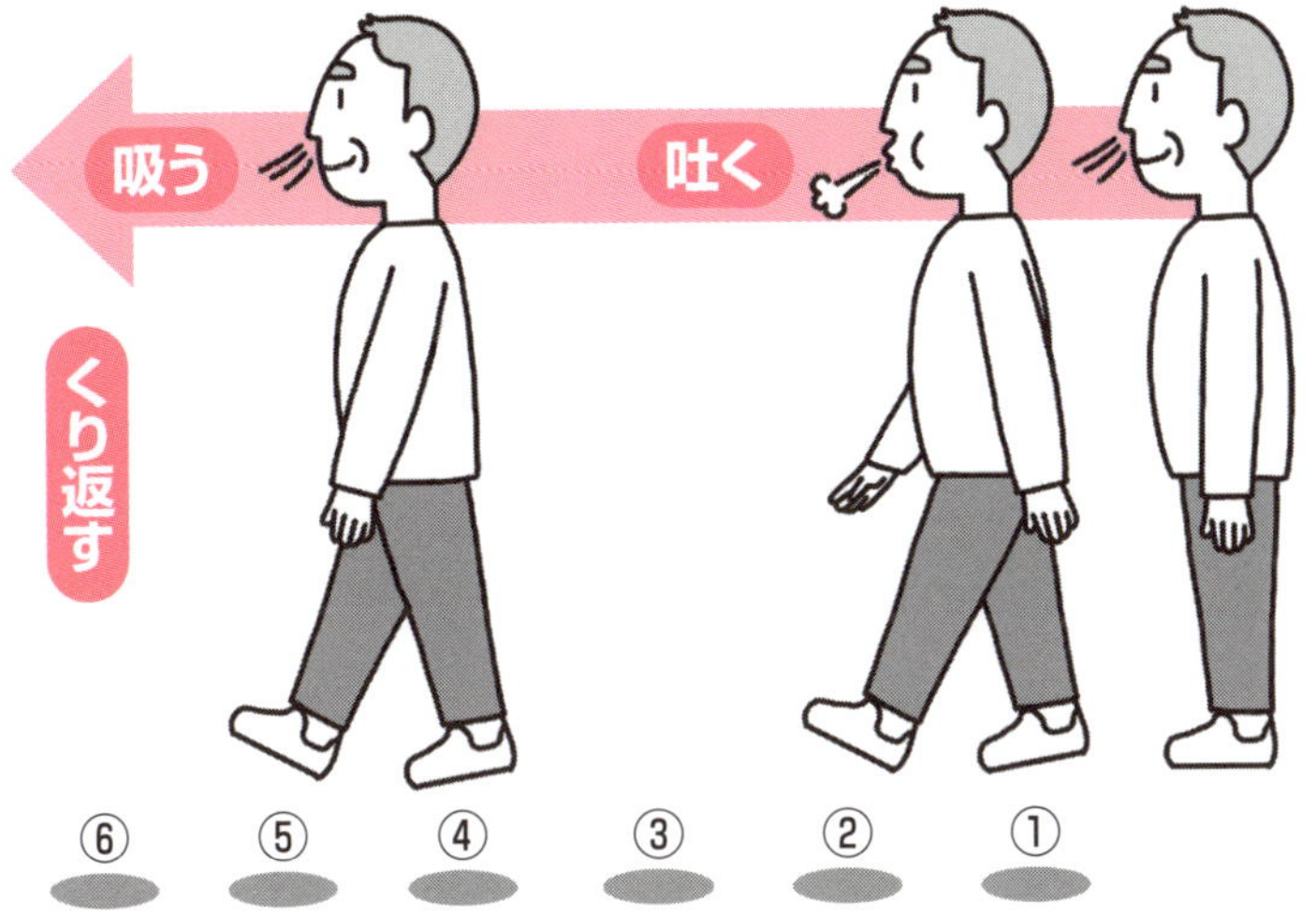
吸う
吐く
くり返す
⑥
⑤
④
③
②
①

歩き出す前に
吸う

歩きに呼吸を合わせるのではなく、呼吸に合うテンポで歩く。呼吸は「フ・フ・フ」ではなく「フー」と続くようにする

### ▼階段を上り下りするとき

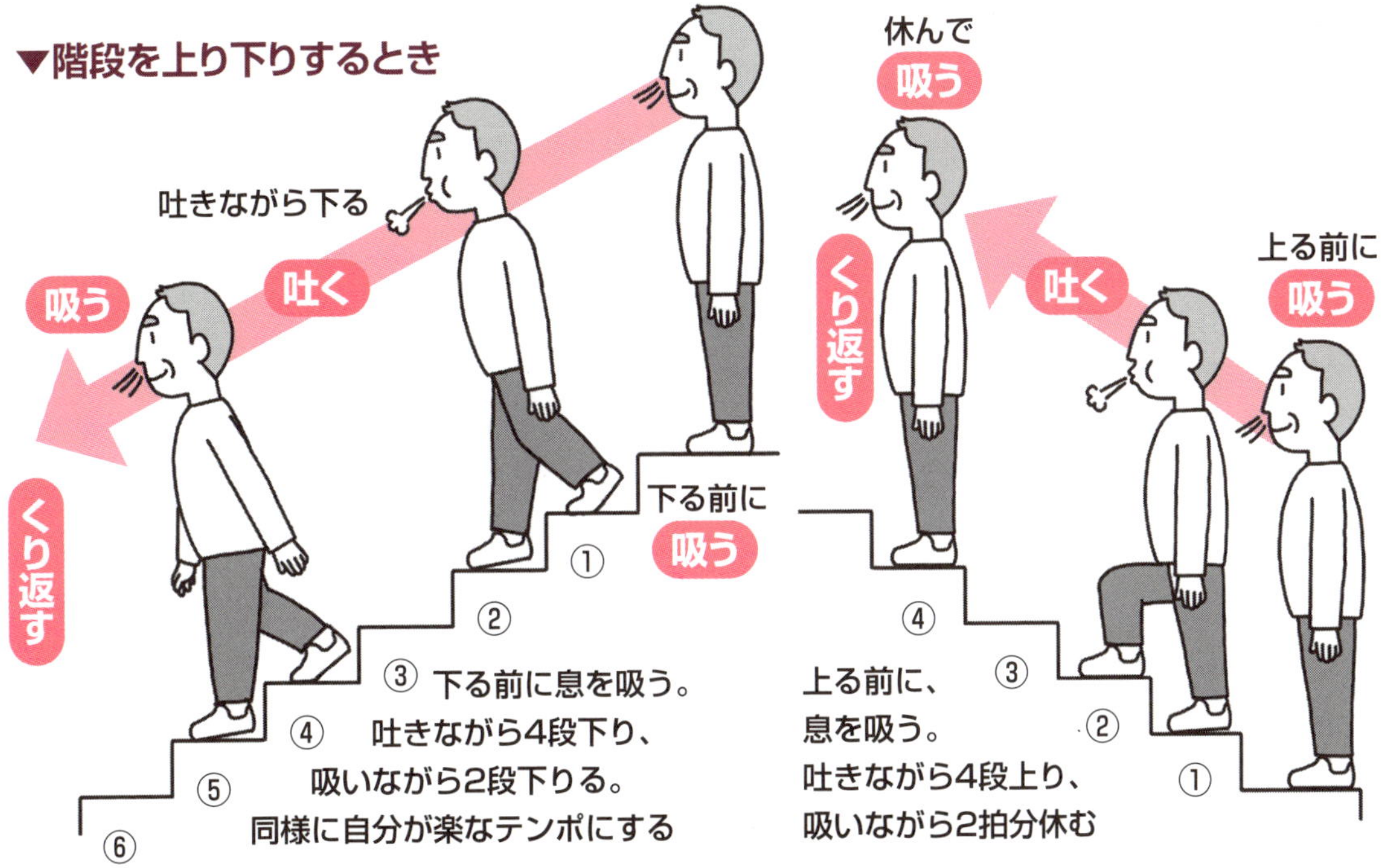
吐きながら下る
吸う
吐く
くり返す
下る前に
吸う
①
②
③
④
⑤
⑥
③ 下る前に息を吸う。
吐きながら4段下り、
吸いながら2段下りる。
同様に自分が楽なテンポにする
休んで
吸う
くり返す
吐く
上る前に
吸う
④
③
②
①
上る前に、
息を吸う。
吐きながら4段上り、
吸いながら2拍分休む

# あわてず手をついて前かがみで休む

運動時や増悪時には、口すぼめ呼吸でコントロールしても息苦しさが強くなることがあります。パニックに陥らないようにするため、呼吸を楽にする姿勢を覚えましょう。

## あせらず落ち着いて呼吸を整えよう

運動中などに息切れが強くなりすぎたり、体調が悪い日などに急に息が苦しくなったりすることがあります。呼吸が苦しくなるとパニックになりがちですが、あせると余計に悪化します。

呼吸を楽にする姿勢をとり、落ち着いて息を整えましょう。姿勢にはいくつかあるので、自分が楽になるものを見つけておくと安心です。

呼吸が苦しいままだと、心臓や肺に負担がかかって増悪の原因にもなります。苦しくなったらすぐに対処しましょう。

## 呼吸を楽にする姿勢

**息切れは必ず治まります。あわてず、落ち着いて楽にする姿勢をとります。姿勢がとれたら手足の力を抜き、リラックス。そのまま口すぼめ呼吸をおこないます。**

### ▼寝ているとき

**苦しくない方向に横向きになり、ひざを曲げて姿勢を安定させる。そのまま口すぼめ呼吸をおこなう。あお向けのほうが楽な人は、上半身を起こして頭を上げ、ひざを軽く曲げる。背中やひざ下にクッションなどをはさむとよい**

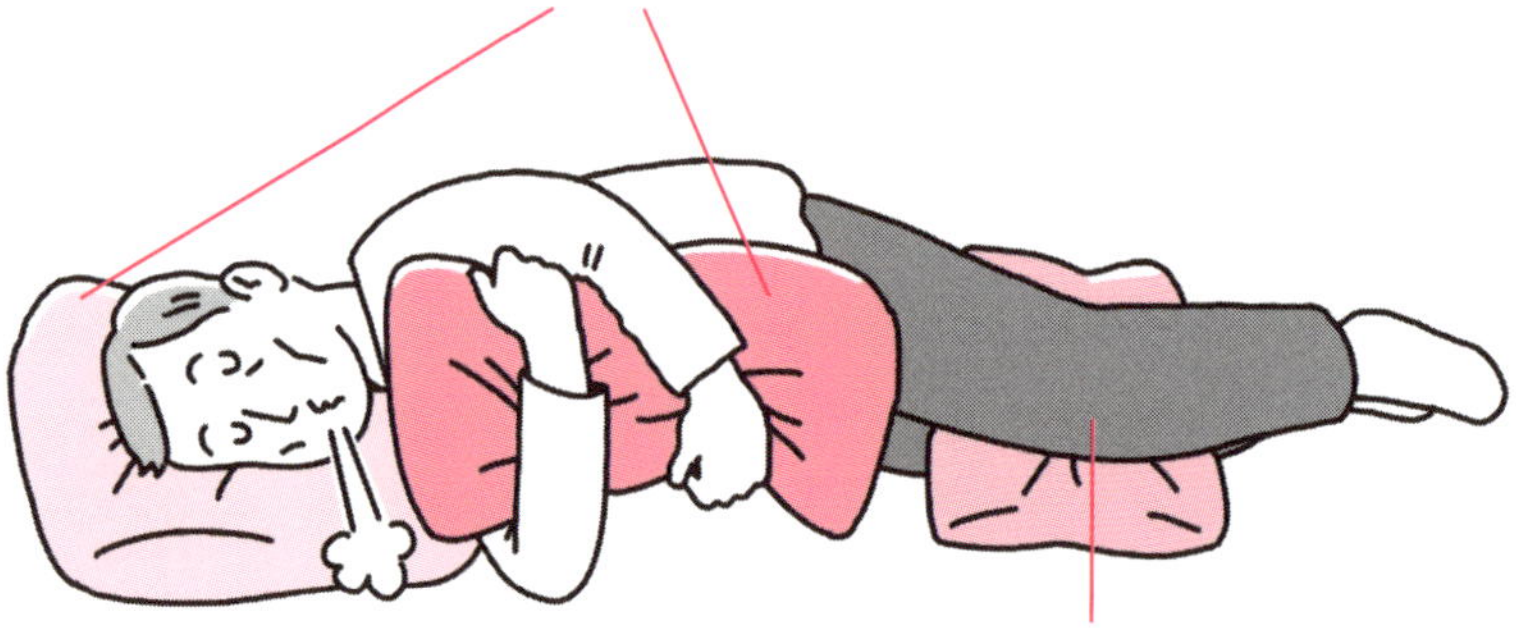
クッションなどで楽な姿勢をとる
ひざのあいだにクッションをはさむと楽な人もいる

## ▼立っているとき

腕を固定するのがポイント。壁や台などを利用して、腕を固定して楽な姿勢をとる。その姿勢で口すぼめ呼吸をおこなう。台がなければ両手を重ねて壁に腕をつき、両手に頭を置く

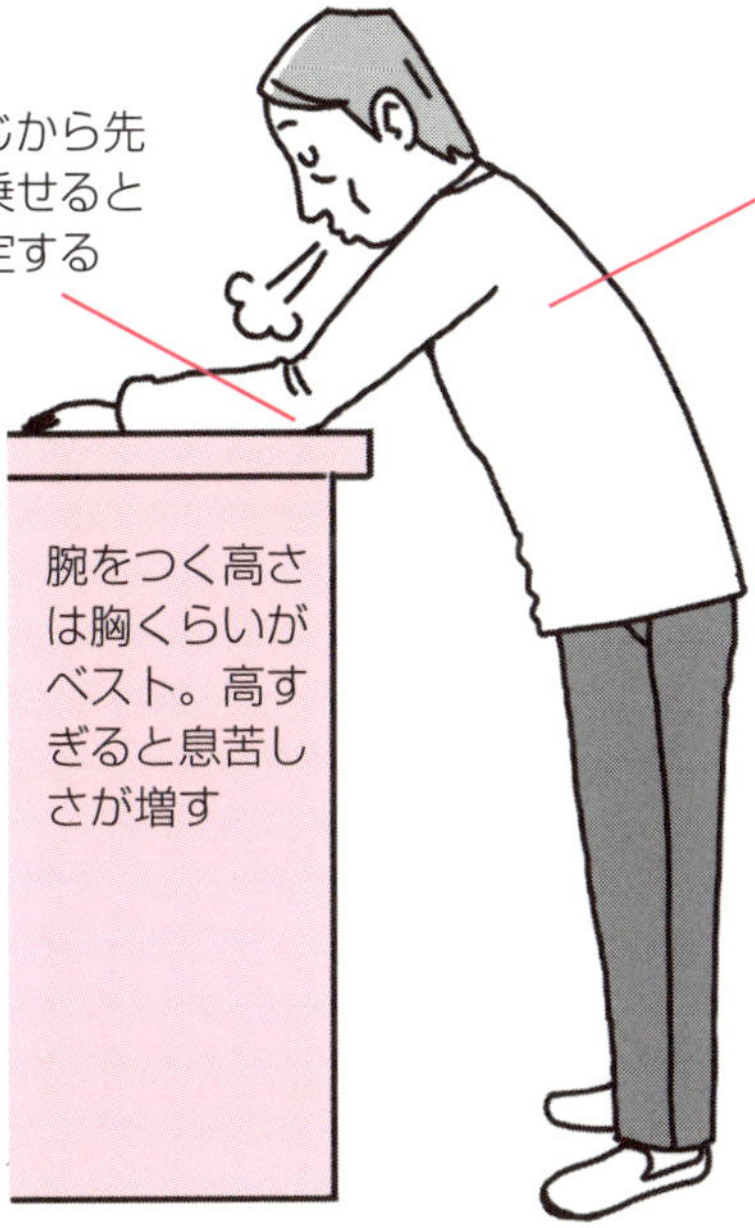

台にひじから先の腕を乗せると腕が安定する
腕をつく高さは胸くらいがベスト。高すぎると息苦しさが増す


## ▼座っているとき

机などがあれば、腕を固定した姿勢でリラックスし口すぼめ呼吸を。机がなければ、ひざに手を置く。机にうつ伏せになったり、背もたれに寄りかかったりするほうが楽になる人もいる

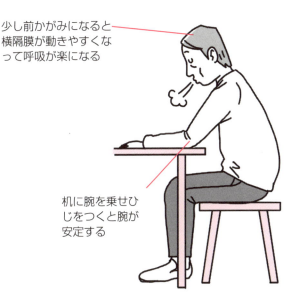

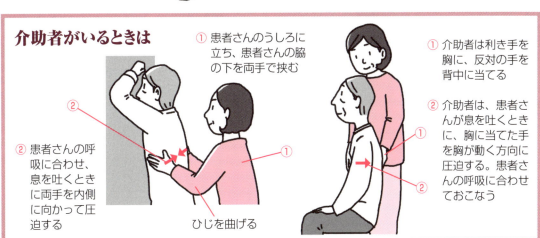

少し前かがみになると横隔膜が動きやすくなって呼吸が楽になる
机に腕を乗せひじをつくと腕が安定する


### 介助者がいるときは

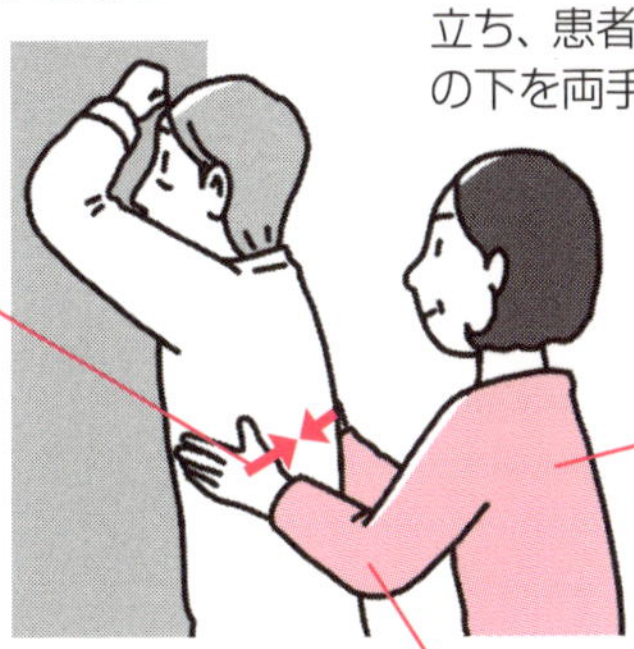

① 患者さんのうしろに立ち、患者さんの脇の下を両手で挟む
② 患者さんの呼吸に合わせ、息を吐くときに両手を内側に向かって圧迫する
ひじを曲げる


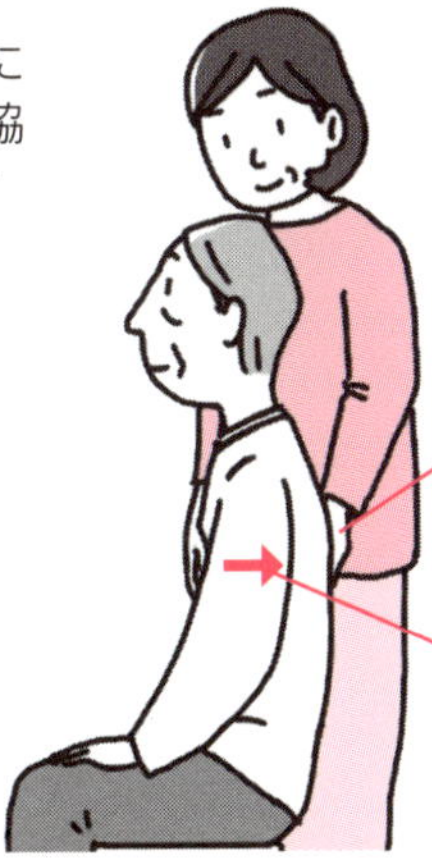

① 介助者は利き手を胸に、反対の手を背中に当てる
② 介助者は、患者さんが息を吐くときに、胸に当てた手を胸が動く方向に圧迫する。患者さんの呼吸に合わせておこなう

# 痰は息切れのもと。上手に出そう

ＣＯＰＤでは痰が増え、痰がからんだりたまったりしやすくなります。痰を出しやすくする方法を身につけましょう。

## 痰の上手な出し方

痰を出しやすくする姿勢をとり、痰が出るのを促します。排痰は、1日2〜3回、1回20分以内をめどにおこないます。疲れやすいので続けておこなわず、外出前や就寝前など時間を決めましょう。

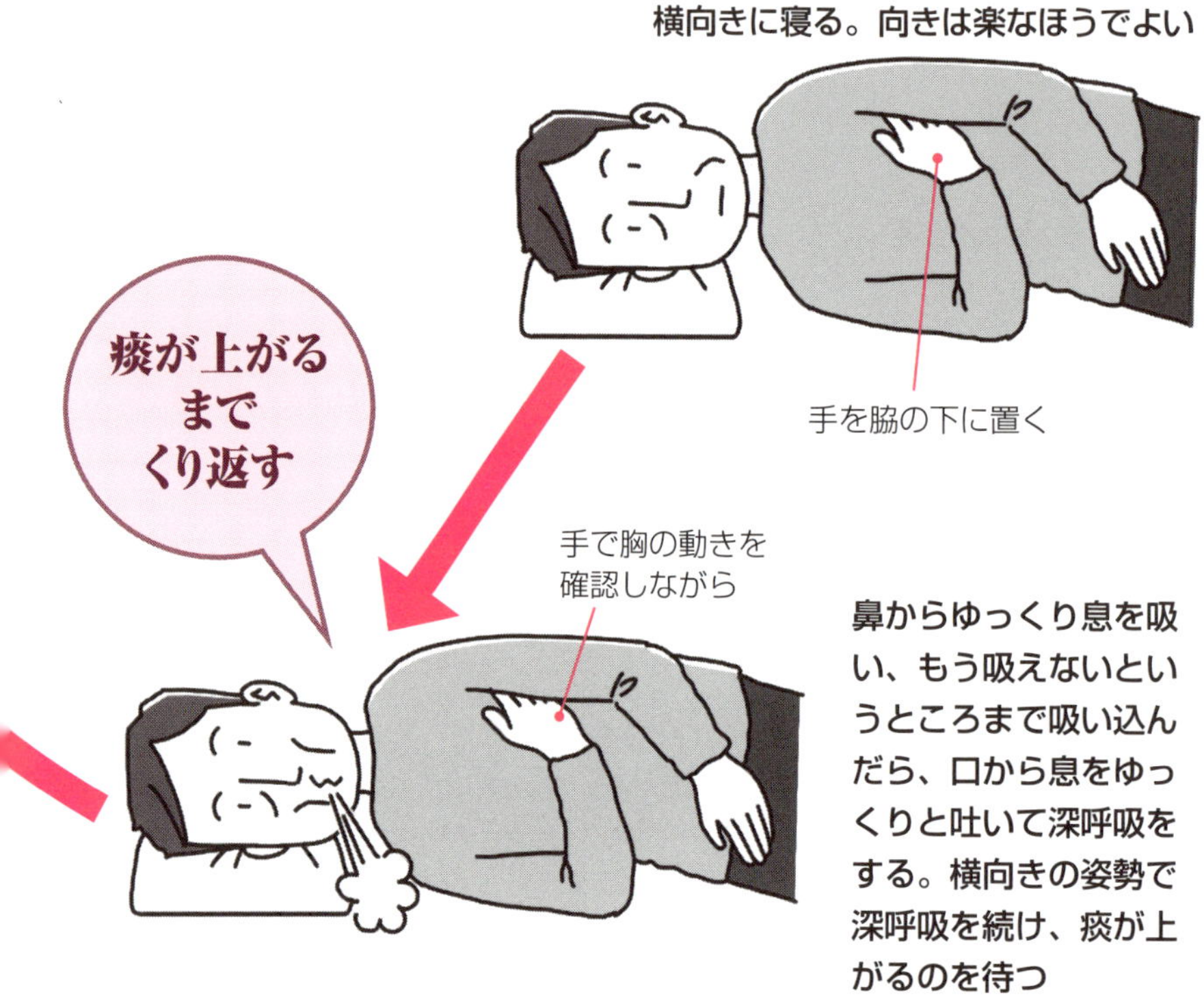
横向きに寝る。向きは楽なほうでよい
手を脇の下に置く
痰が上がるまでくり返す
手で胸の動きを確認しながら
鼻からゆっくり息を吸い、もう吸えないというところまで吸い込んだら、口から息をゆっくりと吐いて深呼吸をする。横向きの姿勢で深呼吸を続け、痰が上がるのを待つ

### COPDでは痰がたまりやすく出しにくい

痰は、気道の粘膜から分泌される炎症性の粘液です。免疫物質が含まれており、細菌やほこりなどの刺激物から体を守る働きがあります。

ＣＯＰＤの患者さんは、気管

支や肺胞に炎症があるため、痰の量が多くなります。さらに炎症のくり返しで、気管支の粘膜が傷ついて、痰を出しにくくなり、痰がたまりやすくなっています。

痰がたまるとただでさえ狭くなっている気道がさらに狭くなり、呼吸が苦しくなって息切れの原因になります。痰がたまらないように、こまめに排痰しましょう。

### 痰の色で体調チェック

痰の色は、体調や感染の有無によって変化します。いつもと違う色になったり、量が増えたりしたら感染や増悪が疑われるため、早めに受診してください。変化に気づくためにも痰の色・状態を毎日チェックしましょう。

**▼体調悪化を示す色**

**●透明**
初期の気管支炎でみられる

**●薄い黄色**
ウイルスや細菌の感染が疑われる。慢性気管支炎や気管支拡張症を合併している人にみられる。発熱がある、痰の量が増える、色が濃くなるという場合は要注意

**●緑黄色**
細菌感染が疑われる。この色の痰が出るときは早めに受診する

**●赤（血痰）**
炎症が強い場合は血が混じった赤い血痰が出る。この場合はすぐに受診する

## 痰が上がってきたら

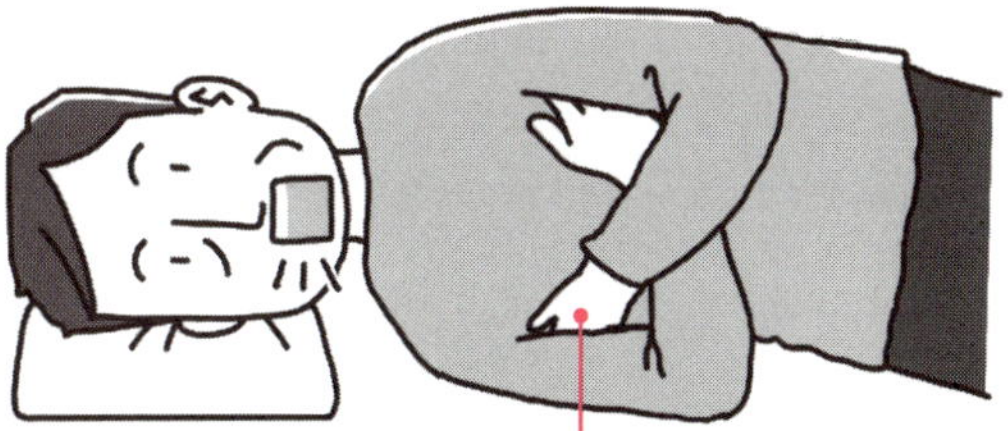

両手を両脇の下に当てる

痰が上がってきたら、大きく息を吸って、勢いよく「ハーッ！　ハーッ！」と口から息を吐く

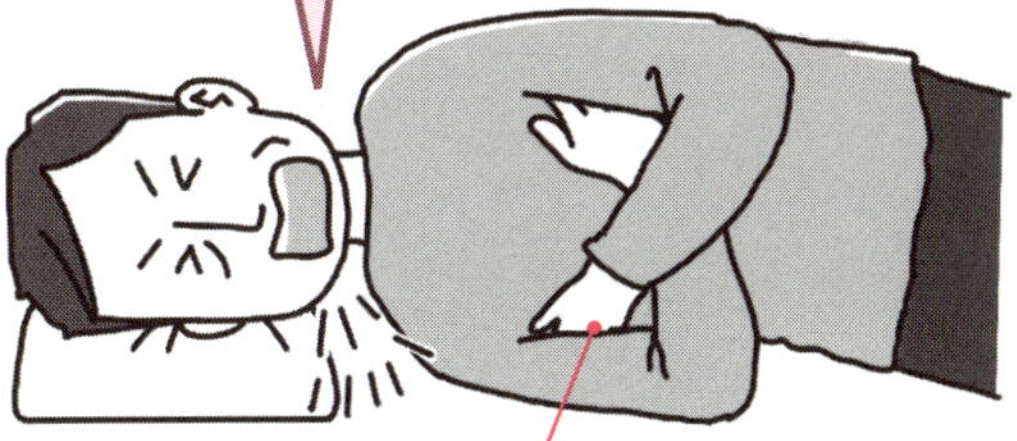

大きく息を吸ってから「ゴホン！」と咳をして痰を出す。疲れるので咳は3回まで

咳をするときに両手で押さえる

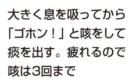

# 運動処方を元に運動メニューを決める

薬によって息切れや息苦しさが改善されたら、運動療法で身体活動性と運動能力を高めます。できるだけ体を動かしたほうが、体の状態もよくなります。

## 運動療法の流れ

**運動療法にも、薬物療法と同様、医師の処方が必要です。理学療法士がカウンセリングをします。6分間歩行試験（→P44）などの結果から専門医が適切な運動量を処方します。それを元に、具体的な運動メニューを決めます。**

### カウンセリング
（→P76）

**運動療法のメニューを決めるため、生活環境やふだんの生活の様子を、理学療法士にくわしく話します。いつ、どんな運動をするかなど、運動能力と身体活動を高める方法をいっしょに考えます。**

### 運動処方

**運動療法の処方「運動処方」は、患者さんには伝えられません。医師が患者さんの運動時の酸素飽和度や心拍数などを設定し、それに基づいて下記の「FITT」を決めます。**

**F**requency……………… 頻度

1週間の運動回数。2～3回以上が有効とされるが、可能なかぎり毎日おこなう

**I**ntensity……………… 強度

どの程度の負荷をかけるか。最近は強度の弱い運動も有効とされる

**T**ime……………… 時間

1つの運動をどれくらい続けるか。持久力トレーニングなら、20～30分間が理想

**T**ype……………… 種類

筋力・持久力・柔軟性を鍛える、どのような運動にするか。メインは持久力トレーニングで、歩行や自転車、エルゴメーターを用いることが多い

### 専門家といっしょに安全な運動のしかたを考える

COPDの患者さんは、体を動かすと息切れや息苦しさが起こるため、運動することに恐怖感や抵抗感をもつ人が少なくありません。しかし、身体活動性が低下すると悪循環をきたし、

体の状態にも大きく影響することがわかっています。

医師から運動をすすめられたら、積極的に取り組むようにしましょう。具体的な運動のメニューやアドバイスは理学療法士がおこないます。

初回にカウンセリングを受け、通院して安全な運動方法を身につけます。一人でもできるようになったら、自宅で継続します。専門医からかかりつけ医に戻っても、自宅でも運動を続けましょう。

### 運動メニュー（→P77）

安全に運動するため、初回は具体的な動きや動作のスピード、回数などの指示を受けながらおこないます。2回目以降は、正しくできているかどうかを確認してもらいます。

**①コンディショニング**……呼吸法、マッサージなど

**②柔軟性トレーニング**……ストレッチ

**③筋力トレーニング**……上下肢の筋トレ

**④持久力トレーニング**……有酸素運動（ウォーキング、エルゴメーターなど）

**⑤動作法のトレーニング**……息切れの少ない日常の生活動作の練習

#### 重度～最重度の人

①②⑤が中心で、低負荷でできるだけおこなう。③④は低負荷で無理のない程度に

#### 軽度～中等度の人

②～④が中心で、高負荷・高頻度の運動を、できるだけ長めにする。①⑤もおこなう

### アドバイス

自宅でおこなう場合の注意点や、飽きずに長く続けるための工夫などの指導を受けます。2回目以降は日誌（→P79）を見ながら、評価を受けます。

### 自宅で実践

医師と理学療法士の指導を守り、実践します。わからないことや困ったことは、次の受診で相談しましょう。運動の頻度や強度は自分で変更せず、理学療法士に必ず相談を。

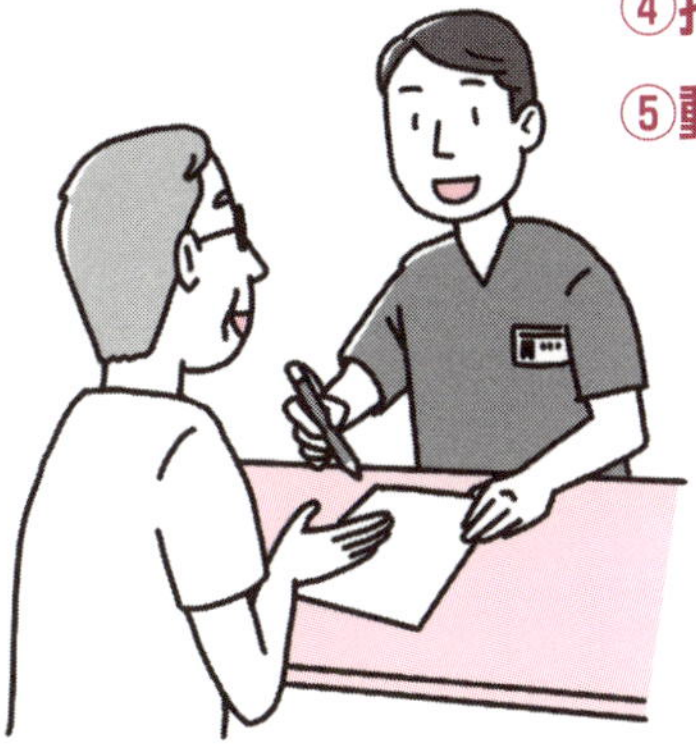

運動の専門家である理学療法士と、日常生活に運動を組み込む方法を具体的に考える（→P76）

# 理学療法士と運動の増やし方を決める

運動療法を開始する際には、理学療法士のカウンセリングがあります。運動量や運動のしかたなどの運動メニューや目標を具体的に決めていきます。

## 日常生活に合わせて運動を組み込む

カウンセリングでは、理学療法士と日常生活を見直し、生活を活動的にする方法を考えます。運動メニューを決めるときは、理学療法士が運動処方を元に具体的に指導します。

運動療法の効果を高め、継続するためのポイントは、できるだけ日常生活に組み込むこと。例えば買い物に行くときは、遠回りの道を速足で歩くなど、少しでも体を動かす状況や時間を増やします。

運動量を歩数で把握し、一週間に五〇〇歩ずつ増やすなど、目標をもつのもよいでしょう。

### Cさんの場合

Cさんは COPD の中等度。理学療法士のカウンセリングを受け、具体的な運動メニューを決めました。

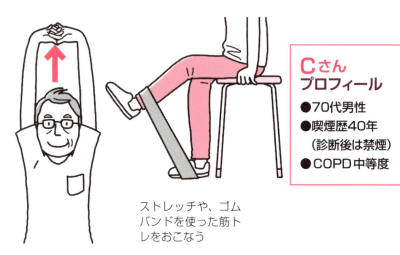

**Cさん プロフィール**

- 70代男性
- 喫煙歴40年（診断後は禁煙）
- COPD 中等度

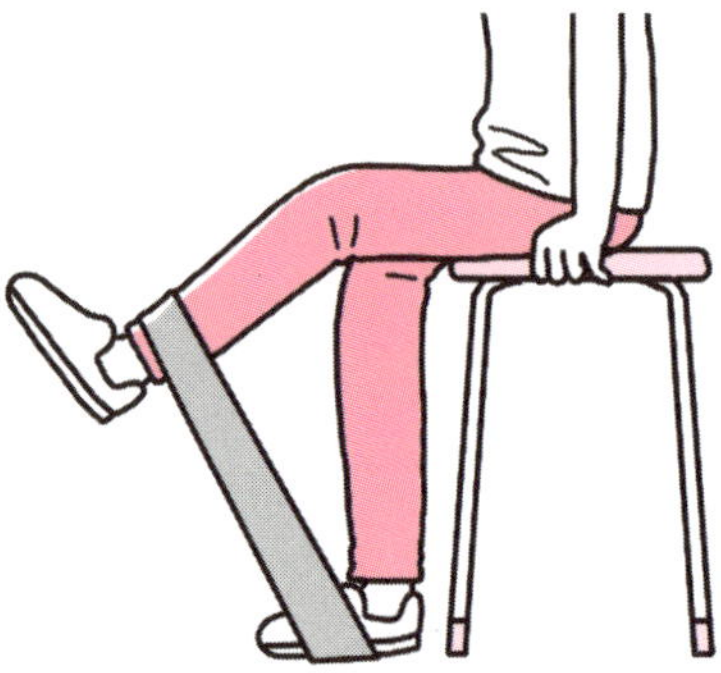

ストレッチや、ゴムバンドを使った筋トレをおこなう

### カウンセリング

Cさんは、ほぼ毎日軽トラックで近所の畑に行き、家族と農作業をします。理学療法士と相談して、畑への行き帰りを徒歩にし、出かける前後にストレッチと筋トレをすることを決めました。

## 運動メニュー

（ウォーキングの場合）

外出前に10～20分間のストレッチと筋トレをおこないます。その後、畑までウォーキング。帰宅したら、5分間のストレッチでクールダウンします。

### 理学療法士がチェック

運動メニューを決めるとき、理学療法士がCさんといっしょに歩きながら、息切れの状態などをチェック。Cさんに適した目標や安全な息切れの範囲を教えてくれます。

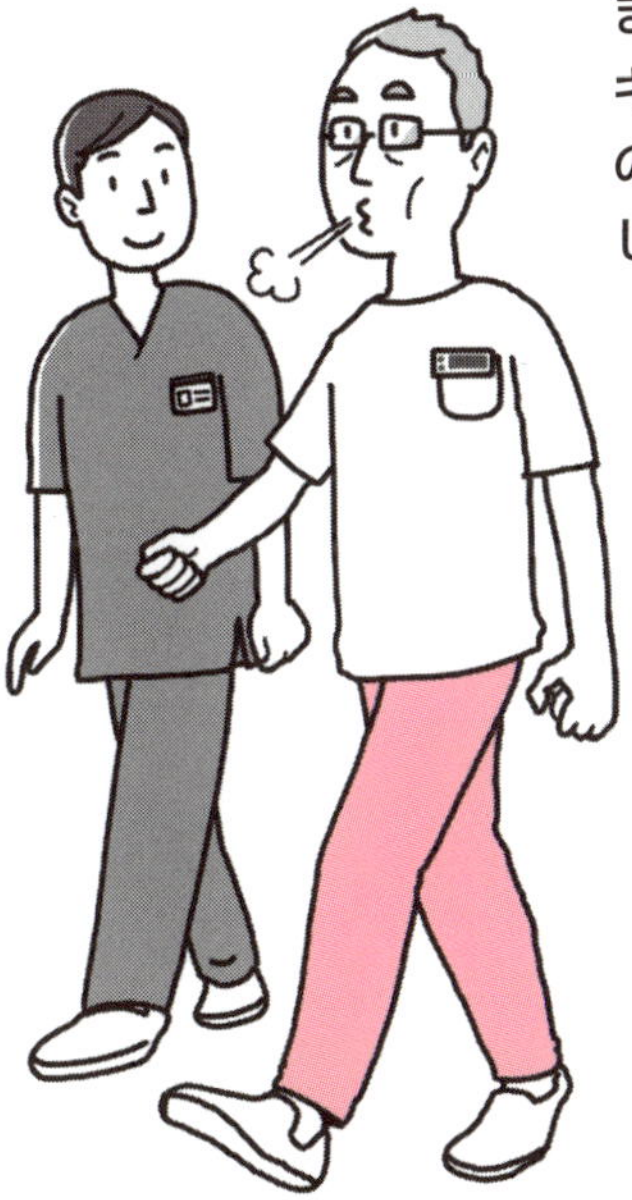

息切れが多少強い～強い程度の速さが適している。理学療法士はCさんの息切れの様子をみて判断する

### 1日の歩数

**ふだんは3000歩程度**

カウンセリング後、歩数計をつけて生活し、1日の平均的な歩数を確認。これまでどおりだと約3000歩でした。2回目の受診時、理学療法士に1週間ごとに10%、つまり300歩ずつ増やすように言われました。

**1日に5000歩以上を目標に**

まずは畑まで徒歩で行き、帰りだけ車を使うようにしました。徐々に往復とも畑まで歩くようにした結果、1日5000歩以上歩けるようになり、息切れも楽になりました。

**息切れの目安▶**

| | |
|---|---|
| 0 | 感じない |
| 0.5 | 非常に弱い |
| 1 | やや弱い |
| 2 | 弱い |
| 3 | |
| 4 | 多少強い |
| 5 | 強い |
| 6 | |
| 7 | とても強い |
| 8 | |
| 9 | |
| 10 | 非常に強い |

運動に適した息切れ（4～5）

右は「修正ボルグスケール」といい、息切れを数値で表現するもの。0は息切れがない状態。10は経験したことがないほど息切れが強く、すぐに救急車を呼びたいほど苦しい状態

# 歩数や症状を毎日記録して受診時に見せる

運動療法は、患者さん本人がその重要性を自覚し、自ら取り組むことが必要です。モチベーションを維持するには、毎日記録をとることが効果的です。

## 記録して自分を知り、何ができるかを考える

運動療法を毎日続けるのはなかなか難しいものです。挫折せず続けるには、運動の効果が目に見え、実感できるような工夫が必要です。

おすすめは、毎日の記録をとること。歩数をはじめ、筋トレやストレッチの時間、体調や息切れの程度など気づいたことを記録します。重症度が高く外出ができない人も、歩数を記録するだけで体を動かすことを意識するようになります。

記録は受診時に医師や理学療法士に見せて評価を受け、運動療法に反映させます。

### 自宅で運動して記録する

**運動は、通院したときにおこなうものだけではなく、自宅で自主的におこなうものも重要です。通院で身につけた運動やセルフマネジメントを、自宅で積極的に実践しましょう。**

### 1 運動メニューを自宅で実践

理学療法士といっしょに考えた運動メニューを、自分でおこないます。方法や回数などは変更せず、守りましょう。ただし、下記の状態になったときは運動を中止し受診してください。

**▼中止基準**

- 息切れが修正ボルグスケール（→P77）で7〜9
- 胸の痛み、動悸、強い疲労、めまい、ふらつきなどがある
- 唇や爪の色が紫になる
- 脈拍数が変わらない、減少した
- 呼吸が1分間に30回以上

自宅では、自覚症状や脈拍数、呼吸数などから判断する。安全な範囲を超えて息切れが強くなったときは、必ず休憩をとる。極端に暑い・寒い日は、時間帯を変更するなど調整を

## 2 日誌や手帳に記録

運動したら歩数やストレッチ・筋トレの回数などを、療養日誌や手帳に毎日記録します。その日の体調、息切れの状態、体重などもメモしましょう。

## 3 受診時に提出する

受診の際には記録を提出し、医師や理学療法士にチェックしてもらいます。運動方法や症状の変化など、気になることがあれば、忘れずに確認しましょう。

### ▼療養日誌の例

| 日付（月/日） | | 11/1 | 11/2 | 11/3 | 11/4 | 11/5 | 11/6 | 11/7 |
|---|---|---|---|---|---|---|---|---|
| 天気 | | 晴 | 晴 | 曇 | 雨 | 晴 | 晴 | 晴 |
| 息切れチェック 安静時○ 歩行時◎（平地） | 0　感じない | ○ | ○ | | | | | ○ |
| | 0.5 非常に弱い | | | ○ | | ○ | ○ | |
| | 1　やや弱い | | | | ○ | | | |
| | 2　弱い | | | | | | | |
| | 3 | ◎ | ◎ | ◎ | | | ◎ | ◎ |
| | 4　多少強い | | | | | ◎ | | |
| | 5　強い | | | | ◎ | | | |
| | 6 | | | | | | | |
| | 7　とても強い | | | | | | | |
| | 8 | | | | | | | |
| | 9 | | | | | | | |
| | 10 非常に強い | | | | | | | |
| その他の症状 | 咳 | ○ | ○ | ○ | ○ | ○ | ○ | ○ |
| | 痰（色・量） | 白少 | 白少 | 黄少 | 黄少 | 黄少 | 白少 | 白少 |
| | 体温 | | | | 38 | 37.5 | | |
| 服薬チェック | 吸入 | ○ | ○ | ○ | ○ | ○ | ○ | ○ |
| | 内服 | | | | ○ | | | |
| 体力増進 | 体操（柔軟性） | ○ | | ○ | | ○ | | ○ |
| | 歩数 | 7310 | 7580 | 9500 | 3010 | 5400 | 6580 | 7150 |
| | 筋力トレーニング | 10回 | | 10回 | | | 10回 | 10回 |
| メモ 体重、外出、風邪、臨時の服薬、医師・看護師への相談など | | 体重も週1回測定して記録。気になることがあれば書いておき、次回の受診時に主治医に聞こう | | | | | | |

**症状**

息切れや息苦しさの程度、咳や痰の状態なども記録します。息切れがひどくなったり、咳や痰に変化があったりした場合は、そのときの状況をメモ。

**活動・歩数**

毎日歩数を記録し、少しでも増やせるように意識します。体力がついてきたら、理学療法士に相談してストレッチや筋トレの回数を増やすのもよいでしょう。

薬を使ったらチェック。吸入忘れを防ぐ

運動療法④最重度

# ストレッチで呼吸補助筋や胸筋を柔らかく

重症度が高い人や体調が悪くて運動がしっかりできない場合も、ただ安静にしているだけではいけません。できる範囲でよいので、呼吸を助けるトレーニングをおこないます。

## 無理をせず、できる範囲で基礎的な運動を

**息切れが強くても、できる範囲で動きましょう。家事や日常の生活動作でも意識して体を動かせば、身体活動量を増やすことができます。ただ、症状が悪化したらすぐに中止してください。**

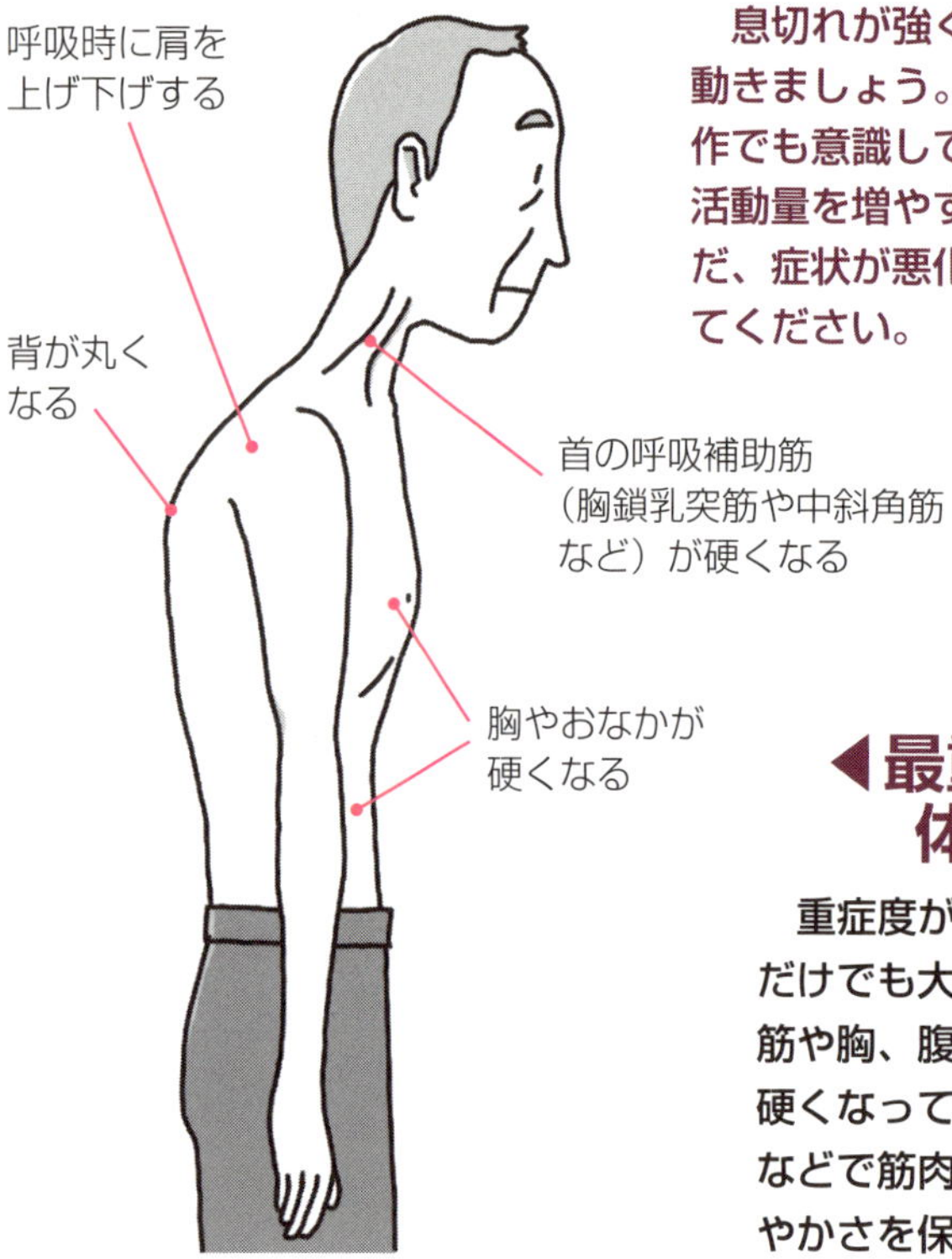

呼吸時に肩を上げ下げする
背が丸くなる
首の呼吸補助筋（胸鎖乳突筋や中斜角筋など）が硬くなる
胸やおなかが硬くなる


### ◀最重度の人の体の特徴

**重症度が高い人は呼吸をするだけでも大変で、首の呼吸補助筋や胸、腹部の筋肉が緊張し、硬くなっています。ストレッチなどで筋肉を柔らかくし、しなやかさを保ちましょう。**

### 症状に合わせて運動メニューも調節する

ふだんは運動ができる人でも、日によっては息切れが強く体調が悪い場合もあります。そういうときは運動量を無理のない程度に減らすか、低負荷のストレッチなどをおこないます。あらかじめ、理学療法士にどう対処すればよいのか相談しておくと安心です。

重症度の高い人は、トイレに行くだけでも息切れが起こるので、体を動かすことを恐れがちですが、安静ばかりではいけません。口すぼめ呼吸をしながら、生活活動で運動量を増やす工夫を続けることが重要です。

## ▼生活活動で運動量を増やすには

重症度が高い人は、生活活動で運動量を増やす工夫を。例えばふだん座って身支度するなら、立っておこないます。自分でお茶をいれる、テレビのリモコンや新聞を取りに行くなどでも活動量がアップします。

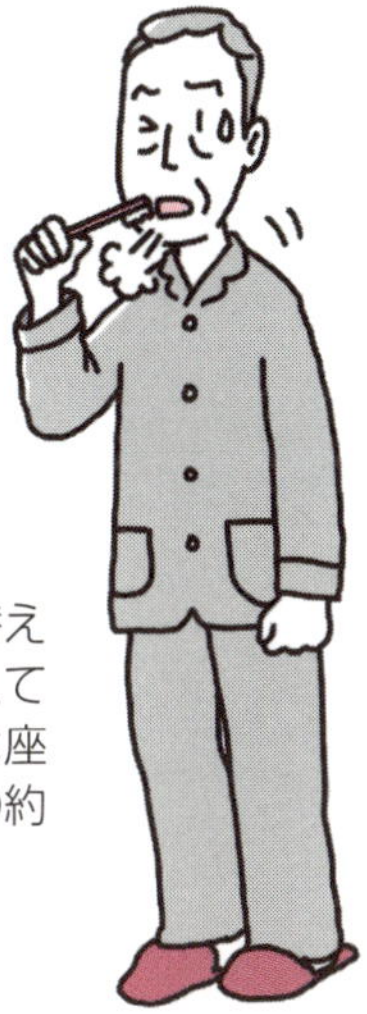

歯みがきや着替えのときに、あえて立つ。運動量は座っていたときの約2倍になる

## ▼ストレッチの例

呼吸を少しでも楽にするには、胸が柔らかく軽やかに動くことが必要。首や胸、腹部のストレッチが効果的です。

### ●呼吸補助筋のストレッチ

いすに座り、テーブルなどに両ひじをつく。息を吸い、息を吐くあいだ首を左にゆっくり倒して戻す。右側や前後も同様におこなう

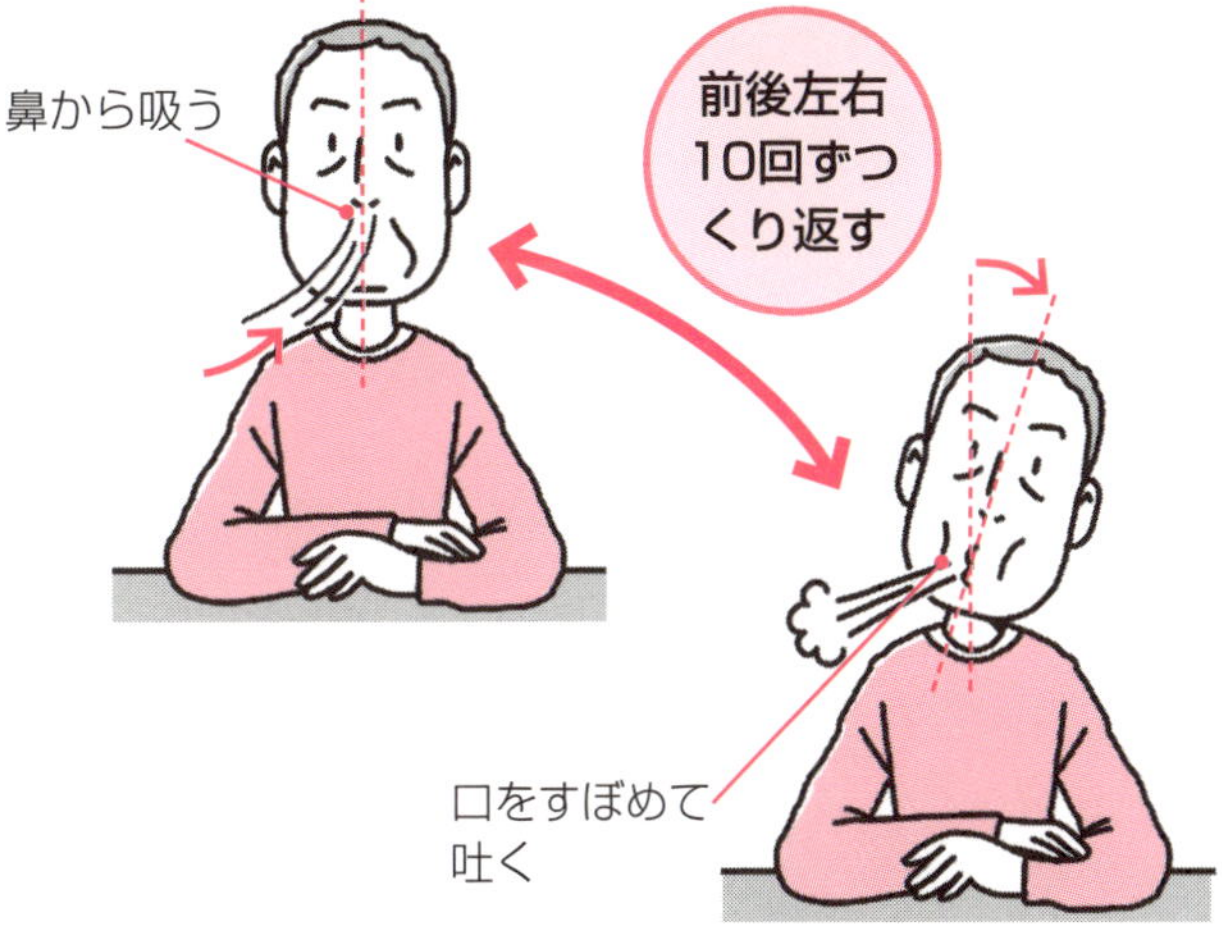
鼻から吸う
前後左右
10回ずつ
くり返す
口をすぼめて
吐く

### ●胸の動きをよくするストレッチ（シルベスター法）

仰向けになり、おなかの前で両手を組む。息を吐いたあと、息を吸いながら両腕を上げて胸を伸ばす。息を吸いきったら、息を吐きながら腕を元に戻す。息切れが強ければ、腕をだれかに支えてもらう

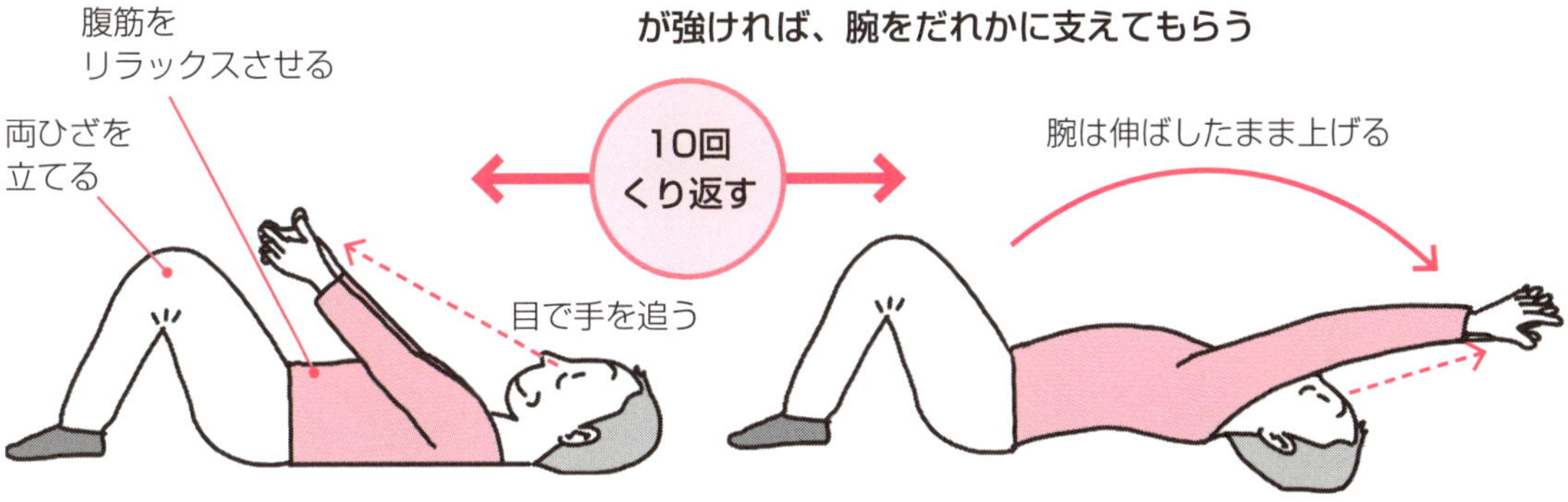
腹筋を
リラックスさせる
両ひざを
立てる
10回
くり返す
目で手を追う
腕は伸ばしたまま上げる

# 呼吸を補って活動をしやすくする

在宅酸素療法は末期の治療だと思われていますが、必ずしもそうではありません。息切れによる運動能力の低下を防ぐため、呼吸リハビリといっしょにおこないます。

## 在宅酸素療法の器具

在宅酸素療法（HOT《ホット》）を必要だと医師が診断した場合、処方箋に基づいて業者から器具をレンタルし、自宅に設置してもらいます。酸素の吸入量も処方箋に従います。

健康保険が適用され、費用は医療機関に支払います。

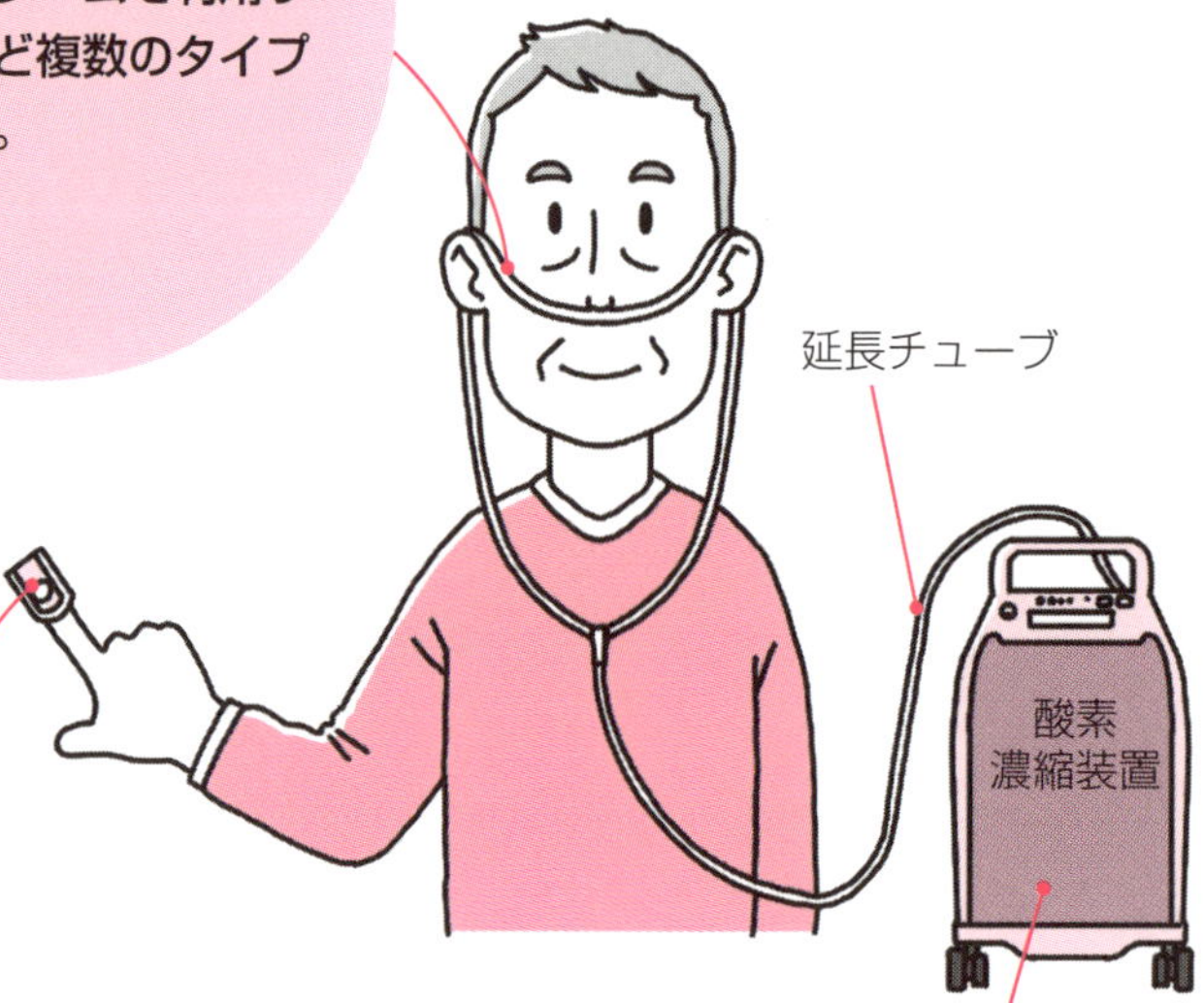


### 鼻カニュラ

鼻から酸素を吸入する器具。眼鏡フレームを利用するタイプなど複数のタイプがあります。

### パルスオキシメーター

（→P45）
複数のタイプがあり、使いやすいものを、必要に応じて購入する。酸素流量を調整するために、ときどき確認する

### 酸素濃縮装置

約9割の人が自宅に酸素濃縮装置を設置し、外出時には携帯用酸素ボンベ（左記）を用いています。酸素濃縮装置の代わりに、液体酸素を使う人もいます。

## 積極的に外出しよう

在宅酸素療法の目的は、身体活動性を高めて日常生活を楽しむこと。酸素ボンベを携帯することに、最初はとまどうかもしれません。散歩などで少しずつ外出に慣れたら、旅行や遠出なども楽しみましょう。

### ▼旅行するとき

旅行する場合は、在宅酸素療法の担当事業者にまず連絡を。所定の用紙を取り寄せ、主治医に記入してもらい、宿泊先への酸素供給器の設置や必要な酸素ボンベの準備を依頼します。

### ▼飛行機に乗るとき

機内への酸素機器の持ち込みには医師の診断書が必要です。航空会社に事前に連絡し、必要書類などを確認しておきましょう。

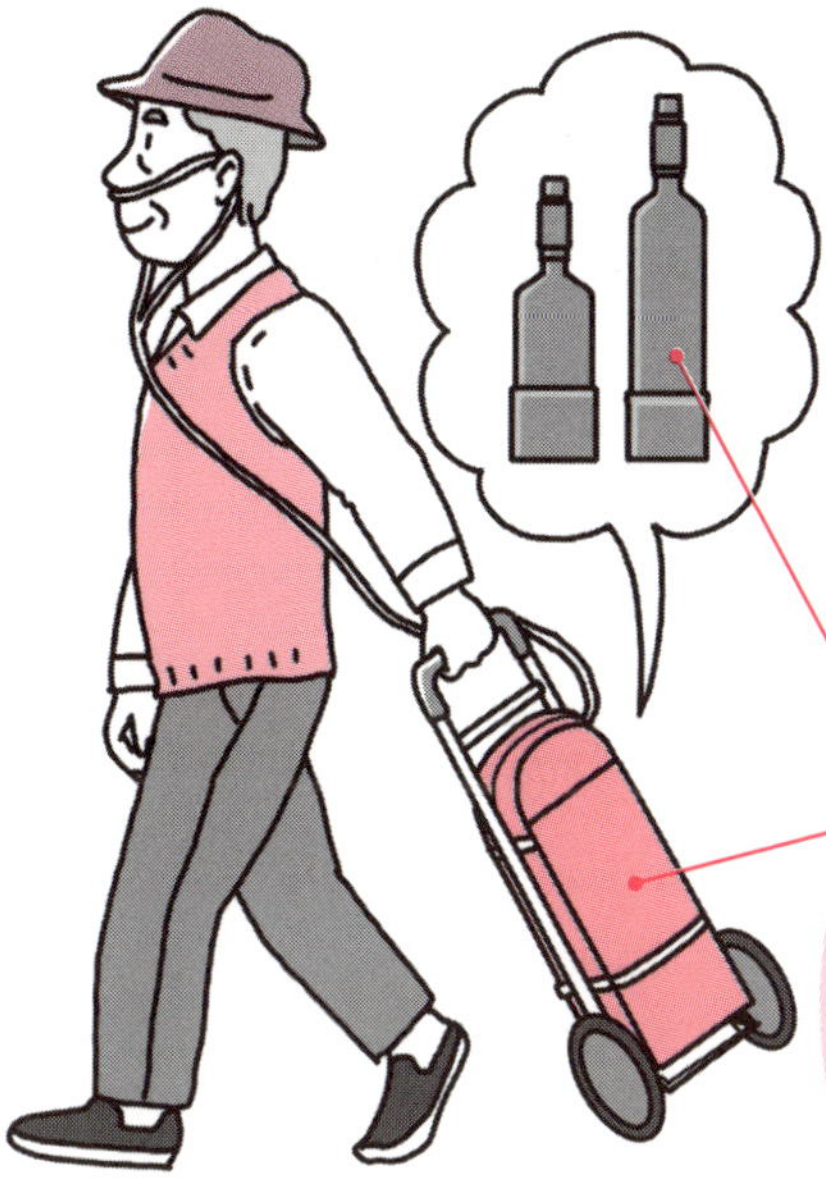

外出時は、医療機関やHOT事業者の連絡先を携帯しよう。酸素の残量が少なくなった場合などに連絡し、対応を確認して

### 携帯用酸素ボンベ

外出時は、携帯用酸素ボンベなどを使います。サイズが大きいと長く使えますが、そのぶん重くなります。使用時には、専用のカートやショルダーバッグ、リュックなどに入れて持ち運びます。

## 活動的に生活するために酸素を補う

COPDが進行すると息切れが悪化し、日常の生活動作ですら困難になります。不足した酸素を補うためにおこなわれるのが、在宅酸素療法です。

導入基準は、動脈血ガス分析（→P43）で安静時の$PaO_2$が55Torr以下の人と、安静時は60Torr以下で睡眠時と運動など労作時に数値が下がる人です。

## さらに悪化したら「在宅人工呼吸療法」

COPDがさらに進行すると体内の二酸化炭素も十分に出せなくなります。そこで選択されるのが、在宅人工呼吸療法です。機械の力で呼吸を補助する治療法で、在宅ではマスク式の人工呼吸器が広く使われています。

在宅酸素療法と同じく、医師が必要と診断した場合に受けることができます。

**栄養療法①食べ物**

# 体重が減らないように十分なエネルギーを

COPDの進行に伴い、やせてくる人が増えます。やせると体の状態も悪化するため、栄養療法に基づいた適切な食事をとるようにしましょう。

## 栄養療法の必要性

「COPDには食事は関係ない」と思っている人も少なくありません。肥満ぎみの人もいますが、肥満も症状悪化の原因になります。中等度以上では体重が減りやすいので、どの体型でも栄養療法が必要です。

### 呼吸にたくさんエネルギーが必要

全身に炎症が起こっているため、消費エネルギー量が増えます。肺の呼吸機能が低下して、胸や肩、首などの筋肉を使って呼吸するため、呼吸に必要なエネルギーが増加しエネルギーを消耗させます。

### 食欲が低下し、しっかり食べられない

息切れや咳で、食事をとりにくくなります。ふくらんだ肺が胃を圧迫することと、炎症の影響で胃腸の働きが悪くなることで食欲が低下。うつ状態やあまり体を動かさない状態も、食欲不振を招きます。

### やせる

数ヵ月前と比べて、体重が減っていたら要注意。特に6ヵ月で10%以上、50kgなら5kg以上減っていたら、対策が必要です。

### エネルギーが必要なのにしっかり食べられない

COPDは、呼吸にたくさんのエネルギーが使われる一方で、息切れなどで十分な食事をとれなくなります。その結果、エネルギー不足が続き、やせていきます。やがて筋肉量や骨量も減少して「低栄養」という状態になり、ますます全身の衰弱が進んでしまいます。

そのため、体に必要なエネルギーや栄養の適正量を計算して摂取する「栄養療法」をおこない、低栄養を改善させる必要があります。体重を減らさないようにするために週一回は体重を測定し、食事の工夫をしましょう。

## たんぱく質を増やして、さっぱりよりこってりに

食欲がないから、作る元気がないからといって、食事を抜いたり菓子パンですませたりしていませんか？　なるべく肉・魚などの主菜、野菜を使った副菜、主食を組み合わせて、できるだけ高エネルギー・高たんぱくの食事にしましょう。

### 増やす　肉・魚・大豆・卵・乳製品を毎食とり入れよう

筋肉量の維持には、たんぱく質が必要です。肉、魚、大豆製品、卵、乳製品をなるべく毎食とりましょう。市販品の温泉卵、揚げ出し豆腐、刺身、かまぼこ、サラダチキンなども利用を。

### 増やす　油脂でエネルギーアップ

食事量が少なくても必要なエネルギーを確保するには、油を上手に使うのがおすすめです。マヨネーズを積極的に使ったり、酢と油でマリネにしたり、納豆などにえごま油や亜麻仁油をかけたりするのもおすすめです。

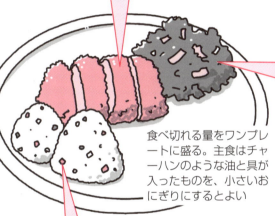

食べ切れる量をワンプレートに盛る。主食はチャーハンのような油と具が入ったものを、小さいおにぎりにするとよい

### 主食も重要なエネルギー源になる

チャーハンにする、味付け油揚げを刻んで酢飯に混ぜるなどして、必要なエネルギー量がとれる工夫を。呼吸不全が著しいと、主食の量を制限することもあります。

### 栄養補助食品を活用

栄養補助食品には、少量でエネルギーやたんぱく質を確保できるものがあります。紙パックやパウチのゼリーのように飲むタイプ、アイスクリームのように食べるタイプ、料理に混ぜる粉末タイプなど、種類も豊富です。食事のときに飲んだり間食として食べたりして、手軽にエネルギー補給ができます。

健康保険が適用される場合もあるので、医師や病院の管理栄養士に相談しましょう。

栄養療法②食べ方

# 背すじを伸ばし、少量ずつ食べて息切れを防ぐ

息切れや咳があると、食事をするだけでもひと苦労です。少しでも楽に食べられる方法を身につけ、しっかり栄養補給ができるようにしましょう。

## 上手な食べ方のポイント

食べ物をのみ込むときには息を止めがちなので、どうしても息苦しくなります。食べるのに時間もかかるうえ、胃が圧迫されているためすぐに満腹になります。楽に食事をするには、姿勢や食べる順番などを工夫すると効果的です。

### 姿勢

前かがみの姿勢になると胸が圧迫されて息苦しくなるので、背すじを伸ばして座ります。ゆっくりかみ、呼吸に合わせてのみ込みましょう。

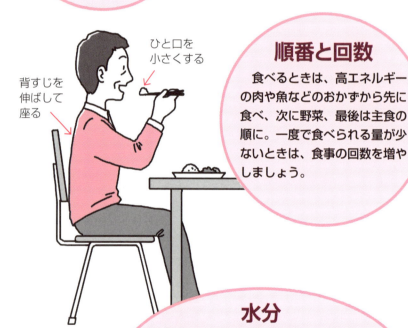

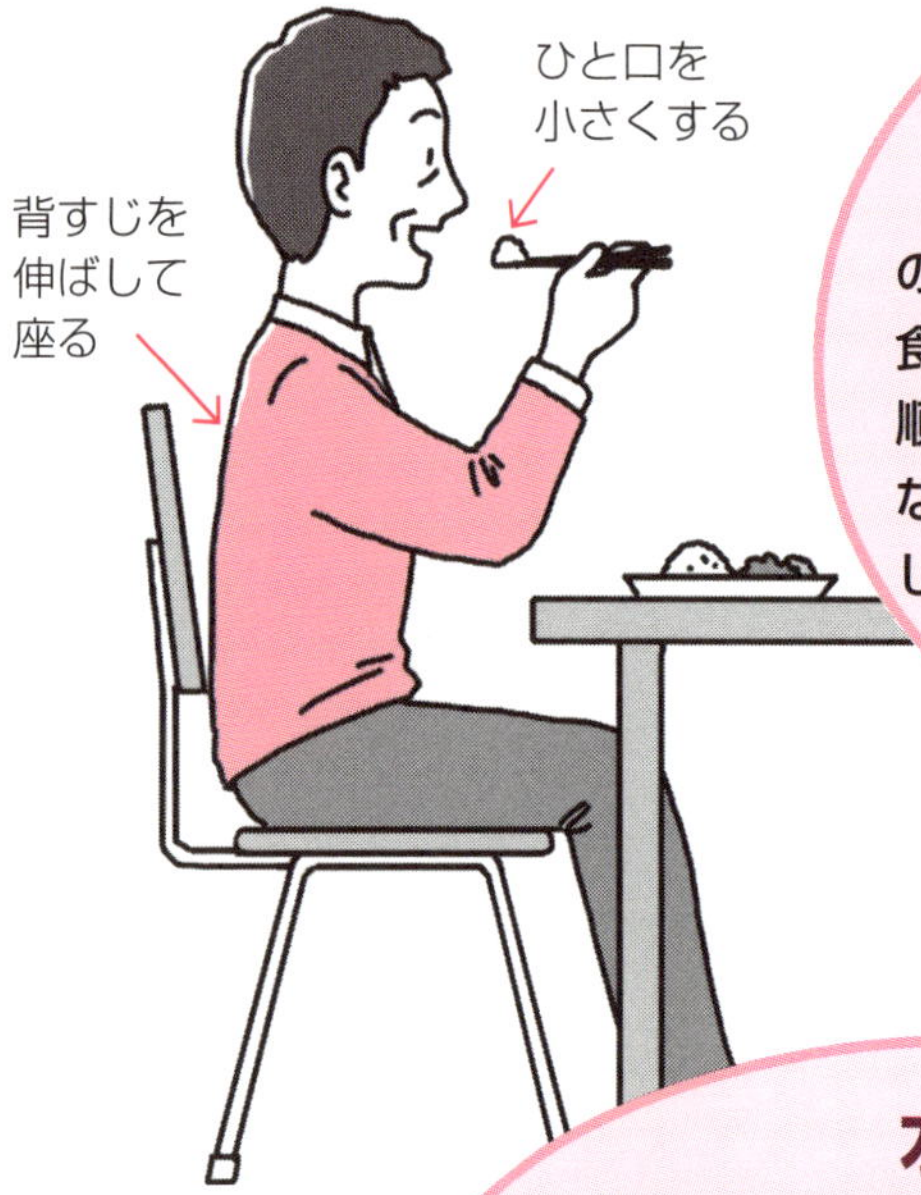


### 順番と回数

食べるときは、高エネルギーの肉や魚などのおかずから先に食べ、次に野菜、最後は主食の順に。一度で食べられる量が少ないときは、食事の回数を増やしましょう。

### 水分

食事中に水分をとると、すぐに満腹になるので控えめに。食事中以外は、痰を出しやすくなるので、水分をこまめにとりましょう。炭酸飲料やビールなどはガスがたまって横隔膜の動きを妨げるので、控えてください。

### ▼食事中に症状が現れる人の対策

食事中に息切れや咳が出ることはよくあります。食事をとるだけでも意外に疲れやすいため、対処法も知っておくと安心です。

**食前に休む**

食事の前に休んでおきましょう。食事を自分で作っている人は、準備をするときに、市販の惣菜なども利用してあまり手間をかけないのもポイントです。食前に痰を出しておくと、せき込むのを防げます。

**ゆっくり食べる**

呼吸に合わせてゆっくりのみ込みましょう。ひと口あたりの量を減らすと、息苦しさが和らぎます。

## 疲れにくい食べ方をしよう

ＣＯＰＤの患者さんにとって、食事をするのは想像以上に大変なことです。食事をするときにも、かなりのエネルギーを消費するからです。加えて、咳が出たり息切れがしたりすると、さらに疲労感が増します。

食事のとり方を工夫し、疲れにくい食べ方を心がけましょう。食事の回数は一日三回にこだわらず、少量ずつ数回に分けて食べるのもよい方法です。おやつも、アイスクリームやナッツチョコレートなどの高エネルギーのものや、好きな食べ物をとりましょう。

### Dさんの場合

Dさんは重度のCOPD。糖尿病の妻の食事に合わせ、間食を控え、野菜料理から食べていました。

管理栄養士のアドバイスで、献立はこれまでどおりですが、主菜から食べるようにし、Dさんだけサラダやみそ汁などにオリーブオイルやごま油を少量かけて、油の摂取量を増やしました。さらに午前と午後に間食を一回ずつとり、栄養補助食品も試してみました。

**▼指導前**

- 1日1400kcal程度
- 野菜から食べる
- 1日3食
- BMIは17.3

**▼指導後**

- 目標1日1700～1800kcal
- 肉・魚から食べる
- 1日5食
  →6ヵ月後、BMIが18.4に

# 姿勢や腕の動かし方で家事や入浴も楽に

COPDが進行すると運動中だけでなく、日常の生活動作でも息切れが起こるようになります。増悪の原因にもなるため、楽にできる方法を覚えましょう。

## 日常生活の自己管理

**自己管理の8つのポイント（→P51）以外にも、日常生活をすごしやすくするために、できることがあります。**

### 精神的ストレス

- **問題点を一つずつ解決する**
- **ポジティブに考える　など**

気持ちの落ち込み（抑うつ）は身体活動を妨げる。問題点をだれかに話して助言を求めたり、ストレッチや呼吸法で気持ちを落ち着かせたりするのもよい

### 睡眠

- **就寝前の食事や刺激物を避ける**
- **ストレッチやマッサージをする　など**

十分な睡眠で体を休めることは重要。カフェイン入りの飲み物や、テレビ・携帯電話などの刺激は就寝の数時間前までに

### 性生活

- **パートナーとの感情の共有**
- **呼吸法やマッサージなどを併用　など**

パートナーとのコミュニケーションが重要。事前の排痰と口すぼめ呼吸の活用など、消費エネルギーを減らす工夫をする

### レジャー活動

- **症状が悪化しない活動や環境を選ぶ**
- **自分のペースでおこなう　など**

症状が悪化しない活動範囲・程度で。口すぼめ呼吸を活用し、自分のペースで楽しむ

(Rice K, et al. Clin Chest Med 2014; 35: 337-351を元に作成)

### 日常生活も計画的におこなうと楽になる

重度の患者さんのなかには、息切れや息苦しさで家事や身支度をするのがつらく、自分で家事をしたり入浴したりするのを諦める人がいます。しかし、何も対策せずにいると運動能力や身体活動性も低下します。

そうした動作はちょっとしたコツや工夫で、再びできるようになります。以前のように手早くできなくても、段取りをして一つずつおこなえばよいのです。

生活の動作で困ったことがあれば、医師や作業療法士に相談をして、諦めずに取り組みましょう。

## 息苦しくなりやすい動作を工夫しよう

息切れや息苦しさをがまんし続けると、肺や心臓に負担がかかり、増悪の原因になります。息切れを起こしやすい動作をするときは、工夫をしましょう。

### ▼息切れを起こす動作

- ●腕を高く上げる動作
- ●おなかを圧迫する動作
- ●腕を使ってくり返す動作
- ●息を止める動作

腕を肩より上にしたり、かがんだりしゃがんだりすると、胸や横隔膜の動きが制限されます。同じ動作のくり返しや、洗顔・排便などで息を止める動作は、呼吸が乱れて息切れの原因になります。

**対策**

- ●息苦しくなりやすい動作の前に呼吸を整える
- ●あいだに休憩をはさむ

など

動作前に、口すぼめ呼吸で呼吸を整えましょう。動作は、口すぼめ呼吸で息を吐きながらゆっくりとおこないます。一つの動作が終わったら、再び休んで呼吸を整えましょう。

### ▼家事の工夫

掃除や洗濯、買い物などの家事は、運動の代わりにもなるくらい体をよく動かします。無理をすると息切れを起こすので、運動時と同じだと思って、こまめに休憩し、呼吸を整えながらおこないます。

**●洗濯物を干すとき**

腕を上げても肩より低い位置で干す。立つ作業が続くとつらいときは、ハンガーなどにかける作業をいすに座っておこなう

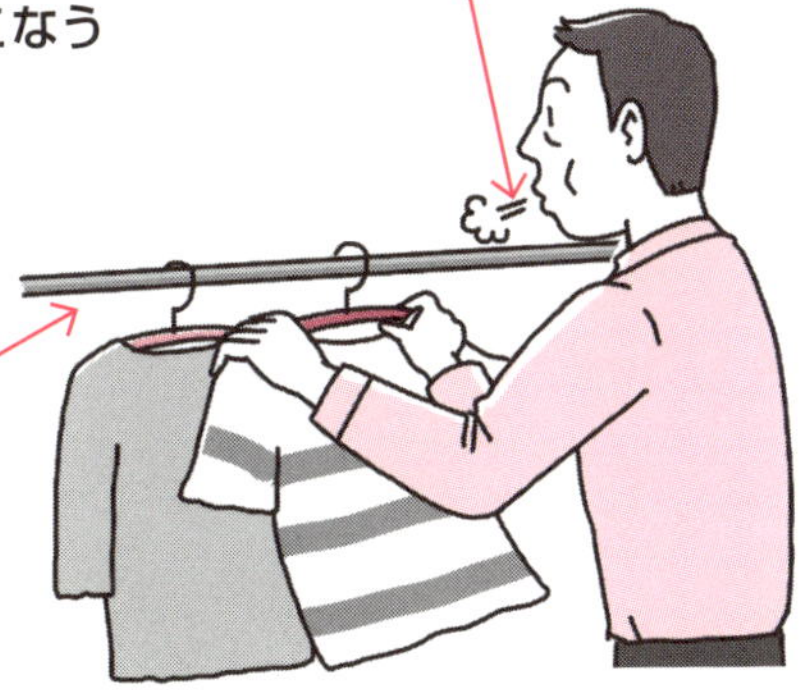

腕を上げるときは
口すぼめ呼吸で
できれば
物干し台を
低くする


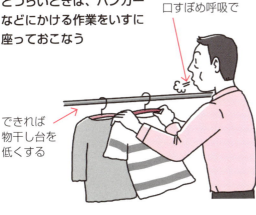

**●掃除をするとき**

掃除機やモップなどは、ゆっくりと動かす。前かがみの姿勢になりやすいので、柄の長さを調節して背すじを伸ばす

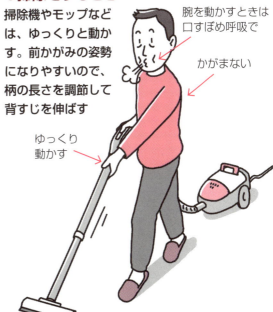

腕を動かすときは
口すぼめ呼吸で
かがまない
ゆっくり
動かす

## ▼身支度の工夫

　衣服の脱ぎ着、入浴などにも息切れを起こしやすい動作があります。コツを覚え、少しでも楽にできるようになりましょう。動作時には口すぼめ呼吸を忘れないようにします。

### ●体を洗うとき

口すぼめ呼吸をしながら、長めのタオルやボディブラシを使い、ゆっくりとこする。ゴシゴシと力を入れたり、速くこすったりするのはNG

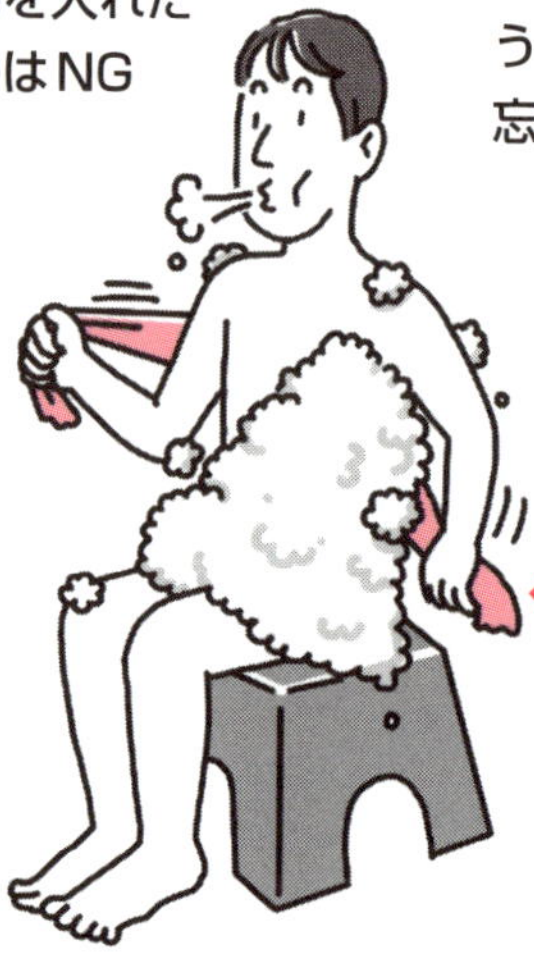

タオルは腕を
上げずにすむくらい、
長いものを使う


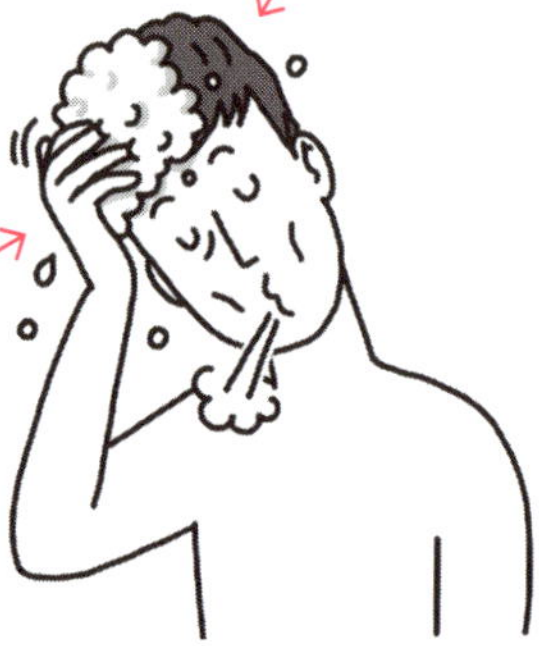

頭を横に傾ける
片手で
半分ずつ
洗う


### ●頭を洗うとき

口すぼめ呼吸をしながら、首を左右に傾け、片手で半分ずつ洗う。顔にお湯がかかると息を止めることになるので、顔にかからないようにシャワーで少しずつ流す。シャンプーハットを使うと便利

### 運動の代わりに、あえて立って身支度をする場合も

　運動ができないとき、身体活動性を高める目的で、少しでも負荷がかかるようにあえて立って身支度をする場合もあります。運動療法の一つなので、理学療法士と相談しておこなってください。

### ●着替えをするとき

いすに座り、手の届きやすい位置に着替えを用意しておく。ズボンやシャツに手足を通すとき、靴下をはくときは、口すぼめ呼吸をしながら。一つの動作をするたびに呼吸を整える

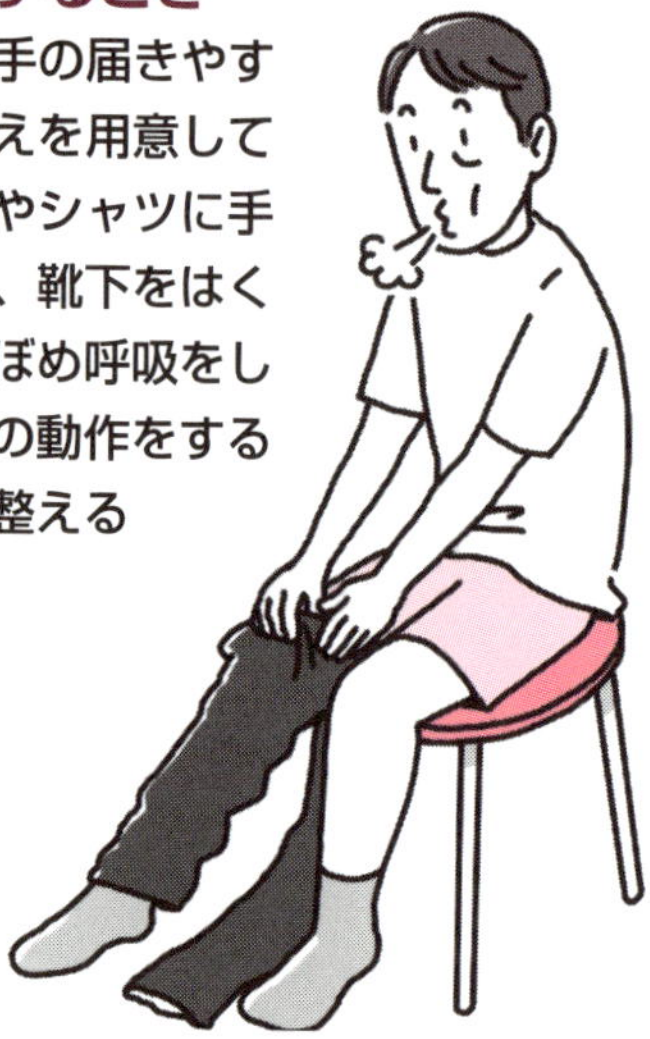

# 第5章
# 悪化のサインは見逃さない——緊急時の対処

COPDの人が呼吸器の感染症にかかると、
COPDの症状が急激に悪化することがあります。
これが「増悪」で、ときに命にかかわることもあります。
増悪の予防に努め、サインに気づいたら
すぐ受診してください。

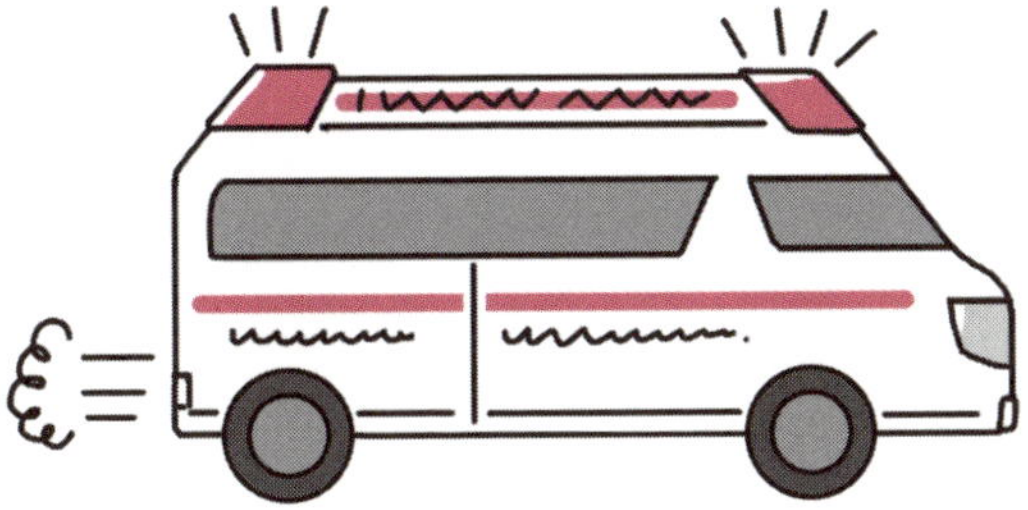

増悪のきっかけ

# 呼吸器の感染症にかかるたびに命の危機が

COPDの患者さんが最も用心しなければならないのが、増悪です。増悪を起こしやすい原因を知って、予防することが肝心です。

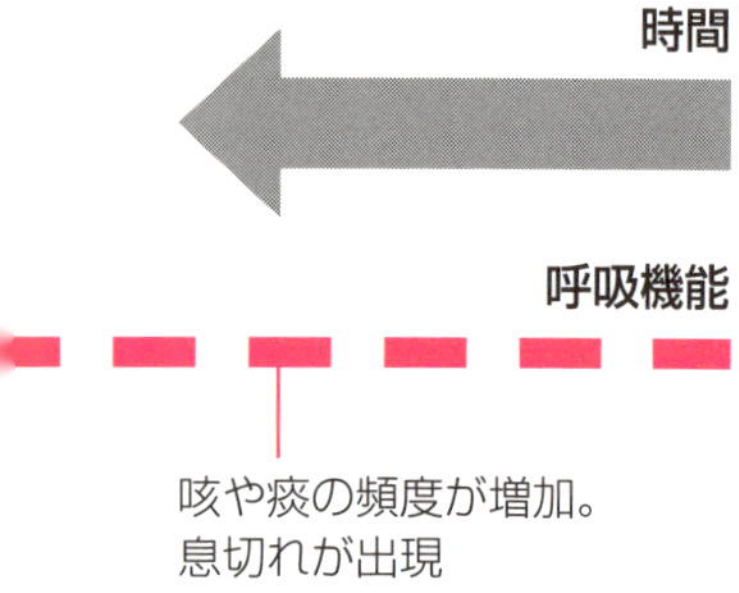

時間
呼吸機能
咳や痰の頻度が増加。
息切れが出現


## 増悪を起こすと

増悪によって重篤な状態に陥ると命を落とす危険があります。増悪を何度もくり返すと段階的に悪化し、息切れが悪化します。しだいに呼吸状態だけでなく、肺の機能も体力も低下してCOPDが重症化します。

## ▼増悪予防のために

原因の約7割は、インフルエンザや風邪などウイルスや細菌による呼吸器の感染症です。感染予防が増悪予防にもなります。

### 手洗い・うがい

外出先から帰ったら、石けんを使ってていねいに手を洗います。うがいも忘れずに。ブクブクうがいとガラガラうがいの両方で、口の中を清潔に保ちましょう。

### 予防接種

インフルエンザの流行前に、ワクチンの接種を毎年必ず受けてください。肺炎球菌ワクチンも忘れずに受けましょう。

### 気温の変化

体力が低下しているため、気温の変化で体調を崩しやすい状態です。夏は炎天下での外出を控え、冬はマスクや防寒着で寒さに備えましょう。室内ではエアコンなどで温度を適切に保ってください。

### ほかにも……

吸入薬などの処方薬には、増悪の予防効果もあるので、忘れずに用いましょう。運動療法や栄養療法で体力維持に努めることも、増悪予防に効果的です。毎日の自己管理で増悪を防ぎましょう。

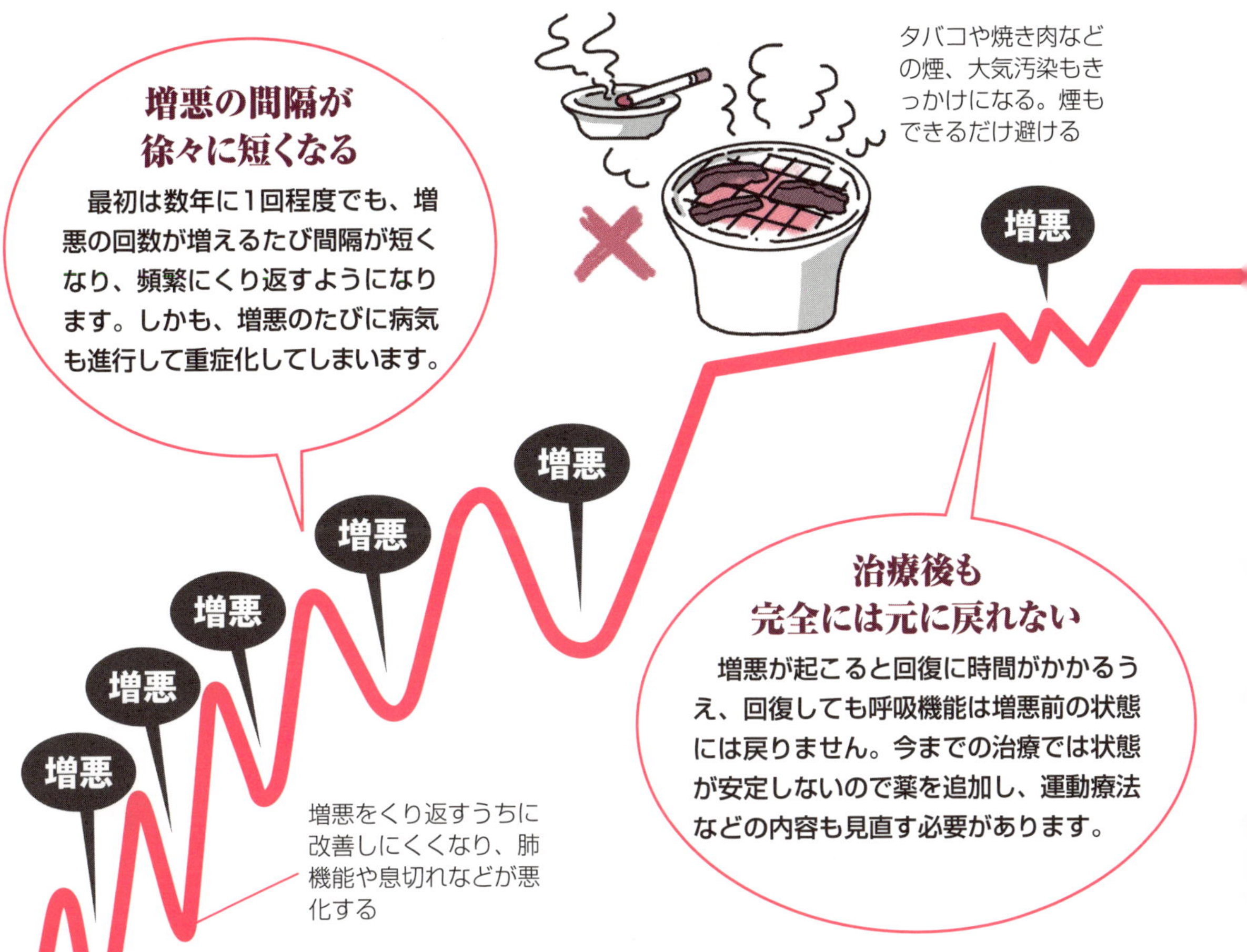

タバコや焼き肉などの煙、大気汚染もきっかけになる。煙もできるだけ避ける
増悪の間隔が徐々に短くなる
最初は数年に1回程度でも、増悪の回数が増えるたび間隔が短くなり、頻繁にくり返すようになります。しかも、増悪のたびに病気も進行して重症化してしまいます。
増悪
増悪
増悪
増悪
増悪
増悪
増悪をくり返すうちに改善しにくくなり、肺機能や息切れなどが悪化する
治療後も完全には元に戻れない
増悪が起こると回復に時間がかかるうえ、回復しても呼吸機能は増悪前の状態には戻りません。今までの治療では状態が安定しないので薬を追加し、運動療法などの内容も見直す必要があります。


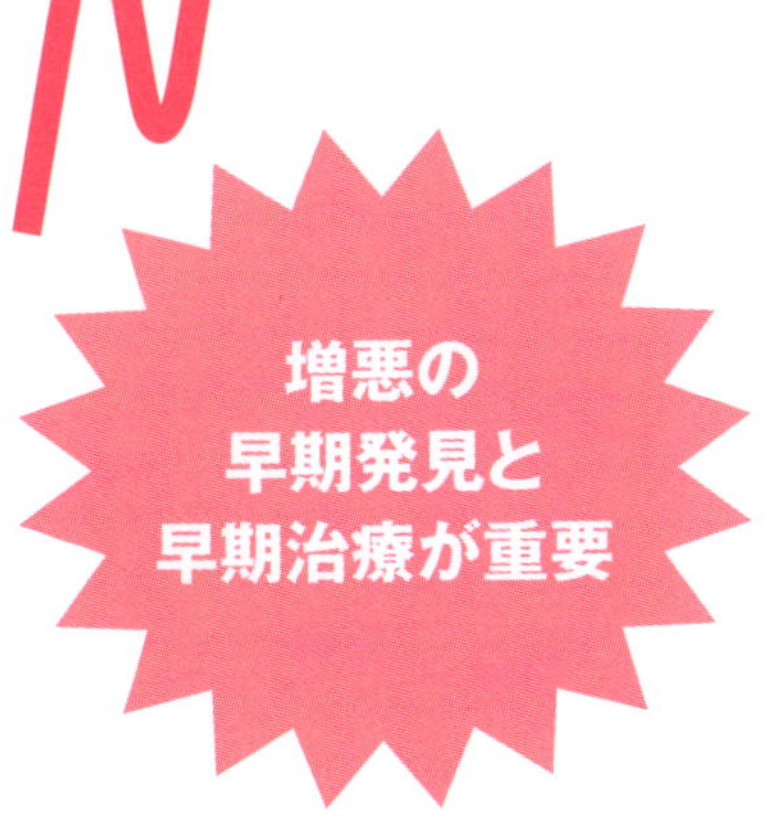

増悪の早期発見と早期治療が重要


## 増悪を起こさないことも自己管理の一つ

COPDの人にとって、増悪はさまざまな弊害を招きます（→P24）。しかし、予防対策をすれば防げます。

まずは、最大の原因となるインフルエンザや風邪、肺炎などの感染症予防を徹底します。

毎日の体調管理もおこたらないようにします。薬の服用や禁煙、運動療法、栄養療法など、主治医の指示を守って、毎日続けてください。

自己管理（→P48）が増悪の予防には不可欠なのです。

増悪のサイン

# 痰の増加や治まらない息切れは要注意

増悪は早ければわずか数時間で容態が悪化します。症状の変化に気づいたら、様子を見ようとせずにすぐに受診してください。要注意のサインを覚えておきましょう。

## 増悪時の症状

増悪の重症度は、軽症・中等症・重症の3段階に分類されます。症状や重症度によって、必要な治療が異なります。症状の変化を見きわめ、早く受診して主治医に伝えましょう。速やかに適切な対処が受けられます。

### ▼軽症・中等症のサイン

増悪が起こると、まず下の症状が現れます。特に息切れが重要です。下記の症状が複数みられたら受診してください。

**咳**

咳の頻度が増えた、いつもより回数が多い、ひどくせき込む、咳が止まらないなど

**痰**

痰の量が増えた、色が黄色や緑色になったなどの変化がある

**息切れ**

いつもより強い、回数・頻度が増えたなどの変化がある。また、息切れが治まるのにいつもより時間がかかる

**発熱**

37.5度以上ある。毎日体温を測定している場合は、ふだんより1度以上高い

**呼吸音**

呼吸をするたびにヒューヒュー、ゼーゼーという音（喘鳴）がする、いつもより音が強くなっている

### ▼重症の場合

下記の症状はかかりつけ医では対処できないことも多いので、かかりつけ医に相談のうえ、大至急専門医を受診します。チアノーゼや高度の呼吸困難は救急の受診が必要です。

**安静時の息切れ**

安静にしていても息切れがする、あるいは呼吸を楽にする姿勢でも息切れや息苦しさが治まらない

**胸の痛み**

痛みだけでなく、違和感や不快感を伴うことも。肺炎や気胸、肺塞栓症、心不全などが疑われる

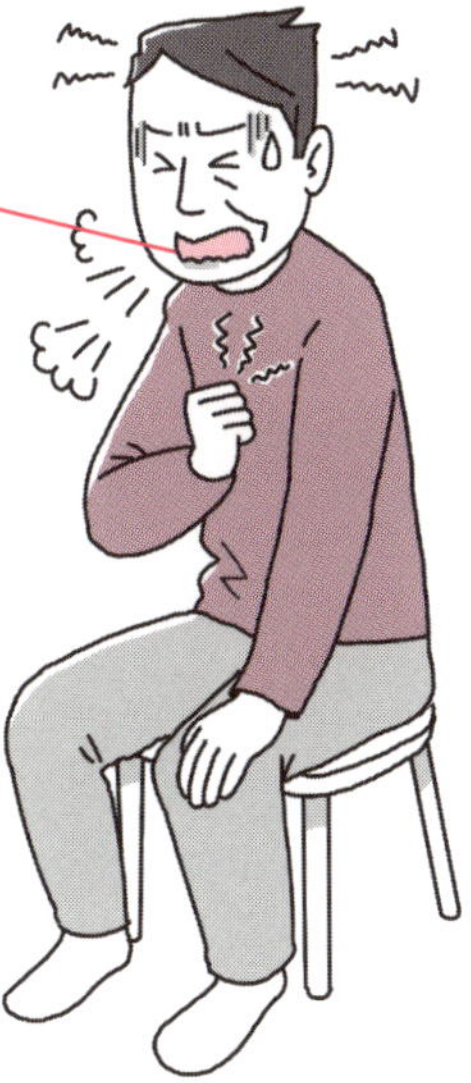
チアノーゼとは唇や爪の色が青や紫になること

**不眠・頭痛**

呼吸機能の低下によって、二酸化炭素の排出が十分にできなくなっている可能性がある。呼吸不全に陥る危険がある

**だるさ・眠気など**

体が酸素不足で少し動くだけでもつらく、強いだるさや倦怠感がある。そのほかにも、抑うつや錯乱、強い眠気などの症状がみられることもある

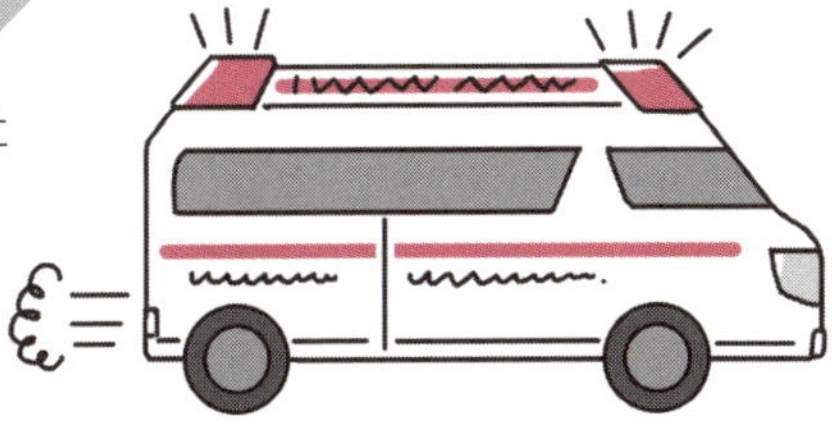
チアノーゼがあったら急いで受診を

## 日々の体調をみて変化に敏感になろう

増悪を放っておくと、命にかかわることもあります。増悪のサインに気づくためには、自分で体調を常に観察し、いつもと違うことや症状の変化を見逃さないようにします。自身の体調を毎日記録しておくと役に立ちます。

サインに気づいたらすぐに受診します。あらかじめ増悪時の対処法を指示されている場合は、処方された吸入薬や抗菌薬を使う、適切な時期に受診するなど、医師の指示を守って行動します。

対処のしかた

# アクションプランに従って薬を使い、受診する

行動計画書を「アクションプラン」といい、いざというときのために、あらかじめ立てておく計画書です。増悪時に備えてアクションプランをつくっておきましょう。

## いつ・どんなときに何をするかを明らかに

増悪のような緊急時にどのような対応をするかをあらかじめ主治医から指示されることがあります。これをアクションプラン（行動計画書）といいます。増悪時のアクションプランがあれば、どの症状が出たら受診すべきか、どの抗菌薬や気管支拡張薬を使うべきかがわかります。

すでに増悪を起こしたことがある人は、増悪時に使う薬が処方されているので、アクションプランどおりに行動します。プランがない場合は、増悪のサインが現れたら、すぐに受診してください。

## 増悪時のアクションプランをつくっておく

増悪時のアクションプランは、症状が安定しているときに、あらかじめ主治医と相談してつくっておきます。主治医がかかりつけ医と専門医の2人の場合は、かかりつけ医にもプランを報告し、情報を共有しておきましょう。

### ▼Eさんのプラン例

Eさんは重度のCOPD。増悪を4回起こしたため、専門医に相談してアクションプランを作成してもらいました。

**症状**

- 痰の変化（色、量、粘り気）
- いつもより息切れが強い

このような変化は、風邪やインフルエンザ、咽頭炎のあとに起こりやすいので注意

P94のような増悪のサインと思われる症状がある

↓

**私のアクション**

- 主治医から処方されている追加の治療をおこないます
- 症状を悪化させる可能性のあるものを避けます
- 口すぼめ呼吸、マッサージ、息切れを楽にする姿勢をおこないます

自分が何をすべきか、使用する薬の名前、呼吸法や姿勢のとり方などの対処法を具体的に記す

## 私の追加治療

### ▼痰が変わったとき

- 痰の色、量、粘り気をチェックします（朝だけでなく毎回）
- 痰の量が増えて黄色になったら、抗菌薬の服用を開始します
- 抗菌薬の服用を始めるまで、48時間以上待ちません

| 抗菌薬 | 1回量 | 頻度(回／日) |
|---|---|---|
| クラビット | 500mgを1錠 | 1日1回 |

痰の色がいつもと違う。黄色や緑色の痰は感染が疑われるので、抗菌薬を服用する

### ▼息切れが悪化したとき

- いつもより息切れが強くなったら、気管支拡張薬の量を増やします

| 気管支拡張薬 | 1回量 | 頻度(回／日) |
|---|---|---|
| サルタノール | 100μgを2吸入 | 1日4回まで |

- 呼吸困難時、頓用で服用します

↓

- 気管支拡張薬を増やしても息切れがよくならず、息切れのために日常生活ができないとき、のみ薬を始めます
- のみ薬をのむまで、48時間以上待ちません

| のみ薬 | 1回量 | 頻度(回／日) |
|---|---|---|
| プレドニゾロン | 5mgを4錠 | 1日1回 |

息切れが悪化したときは、SABAの吸入薬を使用。効果がないときはステロイド薬ののみ薬を使う

## 追加の治療後

- 症状がさらに悪化した
- 48時間たっても症状がよくならない

↓

**かかりつけ医に連絡します**

自宅で薬を使ったが症状が治まらない、悪化してきた場合はすぐにかかりつけ医に連絡し、専門医と連携してもらう

## 緊急度が高い症状

次のどれかの症状がある場合

- ひどい息切れがする
- 混乱し、さらに／または眠気がある
- 胸の痛みがある

↓

**救急外来を受診します**

重症の増悪が疑われる症状（→P95）があるときは、救急外来を受診するか、救急車を手配する。この場合は入院治療が必要

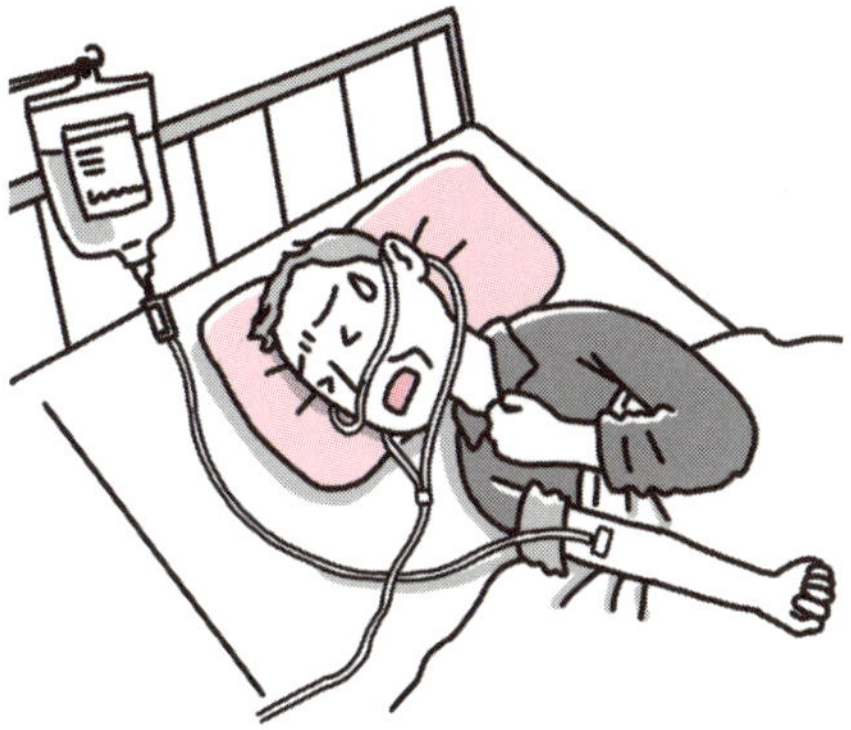

Eさんは、咳が多い程度では受診するのがおっくうで、様子を見ているうちに重症の増悪になってしまい救急外来に飛び込んだ

COLUMN

# 増悪を短期間に くり返し始めたら

## COPDの経過は予測しにくい

COPDの経過は、肺がんなどのほかの病気と比較すると、予測しにくい面があります。増悪時に急激に容態が悪化し、数日で死に至るケースもあります。心臓病などの重大な併存症を抱えている人も多く、COPD以外の病気で死亡する可能性も少なくありません。

医師のあいだでも、COPDの終末期は明確には定まっていません。そのため、主治医と患者さんや家族で終末期の話し合いがしにくく、コミュニケーション不足になりがちです。

しかし重篤な状態になる前に、終末期を含めた治療方針を主治医と話し合っておくのは重要です。一般的には、増悪をくり返し始めたときや、日常の生活動作や生活の質が低下するようになったら、下記について話し合うとよいでしょう。

### ◆COPDの緩和ケア

COPDの終末期には、ほとんどの患者さんが呼吸困難に陥ります。改善には、オピオイド（モルヒネ）と酸素療法が有効とされています。オピオイドをCOPDの終末期にどのように用いるかが、日本ではまだ決まっていないので、使用するかどうかも含めて、事前に主治医とよく話し合いましょう。

### ▼主治医に聞くこと・話し合うこと

1 COPDがどのような病気で、この先どのように進行していくのか
2 どのような治療があり、症状やQOLが今後どの程度改善するのか
3 自分の生命やQOL上の今後の予測
4 死がどのように訪れるのか
5 生命維持の治療を含め増悪時にどのような対応をするか（アドバンスケアプランニング）

■監修者プロフィール

桂 秀樹（かつら・ひでき）

東京女子医科大学八千代医療センター呼吸器内科教授。1960年生まれ。85年岩手医科大学医学部卒業。専門分野は呼吸器疾患全般、特に慢性閉塞性肺疾患（COPD）、慢性呼吸不全、呼吸リハビリテーション。日本呼吸ケア・リハビリテーション学会理事。『COPD（慢性閉塞性肺疾患）診断と治療のためのガイドライン［第5版］2018』作成委員。

■参考文献

日本呼吸器学会『COPD（慢性閉塞性肺疾患）診断と治療のためのガイドライン［第5版］2018』メディカルレビュー社

「呼吸リハビリテーションマニュアル」編集委員会『呼吸リハビリテーションマニュアル』①～⑦ 環境再生保全機構

大藤貴編著 jmedmook59『あなたも名医！ COPD患者さんを診るための25のコツ』日本医事新報社

木田厚瑞『息切れで悩むCOPD』法研

木田厚瑞『COPDの最新治療』主婦の友社

木田厚瑞『「COPD（慢性閉塞性肺疾患）」と言われたら…』保健同人社

■取材協力

本書制作において、下記のかたがたにご協力をいただきました。御礼を申し上げます（敬称略）。
東京女子医科大学八千代医療センター
今村 創（理学療法士）、松崎恵子（看護師）、
松原 薫（管理栄養士）

●編集協力　重信真奈美、オフィス201
●カバーデザイン　松本 桂
●カバーイラスト　長谷川貴子
●本文デザイン　新谷雅宣
●本文イラスト　渡辺裕子、千田和幸

健康ライブラリー イラスト版

COPDのことがよくわかる本《ほん》

長《なが》引《び》くせき、たん、息《いき》切《ぎ》れで悩《なや》む人《ひと》に

2019年11月26日 第1刷発行

| | |
|---|---|
| 監　修 | 桂　秀樹（かつら・ひでき） |
| 発行者 | 渡瀬昌彦 |
| 発行所 | 株式会社講談社<br>東京都文京区音羽二丁目12-21<br>郵便番号　112-8001<br>電話番号　編集　03-5395-3560<br>販売　03-5395-4415<br>業務　03-5395-3615 |
| 印刷所 | 凸版印刷株式会社 |
| 製本所 | 株式会社若林製本工場 |

N.D.C. 493　98p　21cm



ISBN978-4-06-517762-4